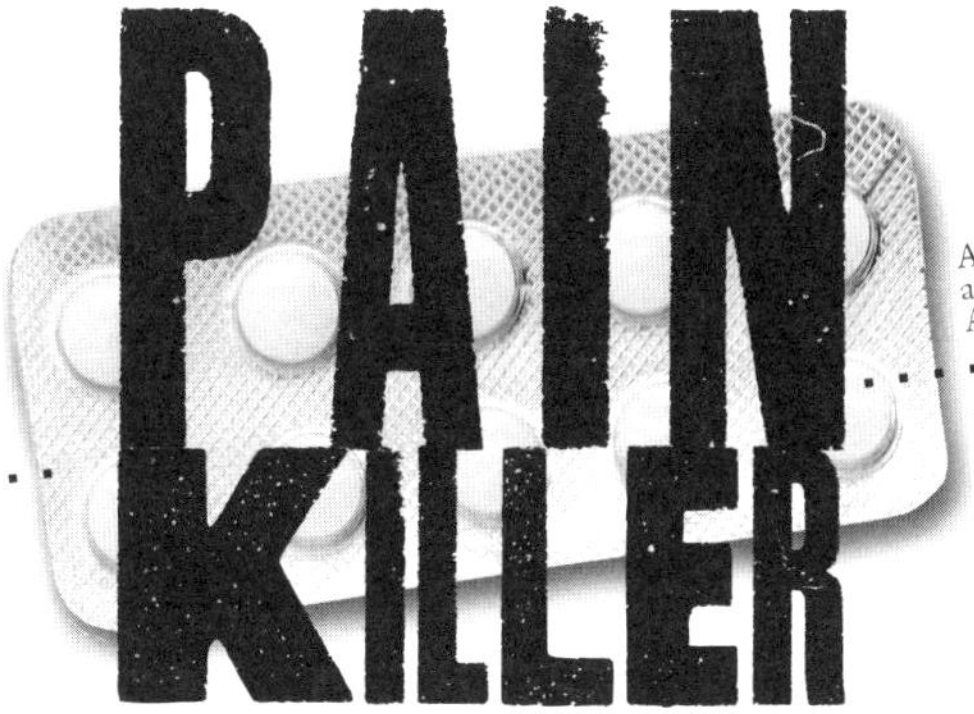

PAIN KILLER

An empire of deceit
and the origin of
America's opioid epidemic

ペイン・キラー

アメリカ全土を中毒の渦に突き落とす、
悪魔の処方薬

バリー・マイヤー［著］

BARRY MEIER

三木直子［訳］

晶文社

装丁デザイン｜岩瀬聡

ペイン・キラー

アメリカ全土を中毒の渦に突き落とす、悪魔の処方薬

目次

本書に出てくる主要登場人物・用語

アート・ヴァン・ズィー……………医師
スー・エラ・コバック……………アート・ヴァン・ズィーの妻
ヴィンス・ストラヴィーノ…………医師
リンジー・マイヤーズ……………オキシー依存症の高校生
ベス・デーヴィス…………………薬物依存症カウンセラー
エリザベス・ヴァインズ…………依存症教育センターの運営者。尼僧
ローラ・ナーゲル…………………DEA「流用管理課」課長
テランス・ウッドワース…………DEA「流用管理課」ベテラン職員
グレゴリー・ウッド………………米連邦検事事務所職員
ジェームズ・C・グリーンウッド…ペンシルバニア州選出の下院議員
ラリー・ラベンダー………………薬物依存症カウンセラー
ボブ・バターワース………………フロリダ州の司法長官
ジョン・L・ブラウンリー………バージニア州西部地区連邦検事
リック・マウントキャッスル……連邦検事補
ランディ・ラムザイヤー…………連邦検事補
デニス・リー………………………テイズウェル郡の検察官
ジョン・リア………………………『サタデー・レビュー』の科学担当編集者

ジェイ・マクロスキー……メーン州の司法長官
テレサ・M・クレモンズ……『リッチランズ・ニュースプレス』新聞記者

パーデュー・ファーマ社

アーサー・M・サックラー……ウィリアム・ダグラス・マクアダムス社代表
精神科医、製薬会社コンサルタント、パーデュー・ファーマ創業者
レイモンド・サックラー……アーサーの弟
リチャード・サックラー……レイモンドの息子
モーティマー・サックラー……アーサーの弟
エリザベス・サックラー……アーサーの娘、ブルックリン美術館の理事
キャシー・サックラー……上級副社長
ジョナサン・サックラー……上級副社長

＊

ラッセル・K・ポートノイ……医師、疼痛治療専門家
マイケル・フリードマン……パーデュー社、最高経営責任者
J・デヴィッド・ハドックス……パーデュー社幹部、医師
ポール・ゴールデンハイム……パーデュー社、医務最高責任者
ハワード・ユデル……パーデュー社、最高責任弁護士
ロビン・ホーゲン……パーデュー社、広報最高責任者

カーティス・ライト……元ＦＤＡの審査官、後にパーデュー社取締役メディカルディレクター

＊

オキシコンチン……オピオイド製薬
パーデュー・ファーマ社……製薬会社
ＦＤＡ……食品医薬品局
ＤＥＡ……麻薬取締局

プロローグ

死者の書

フィラデルフィア。

三六時間のうちに、九人の死体が数百メートル圏内で発見された。五人は自宅、二人は車の中、二人は路上で。最年長は四二歳、最年少は二四歳だった。

彼らには名前があったが、それはやがてただの数字に――**アメリカ中を巻き込む、薬物過剰摂取による死亡事故の波**に飲み込まれた単なるデータポイントにすぎなくなる。

二〇一六年、アメリカでは六万四〇〇〇人が薬物の過剰摂取で死んだ。この数字は、メーン州ポートランド、バージニア州リンチバーグ、あるいはニューメキシコ州サンタフェの人口に匹敵する。それはあたかも、わずか一年の間に、こうした町のどれかに疫病が入り込んですべての住民を殺したかのようだった。それは恐ろしい最高水位線に見えたが、年間の過剰摂取死の数はその後も増加を続け、二〇二一年には一〇万人を超えている――五年間で五六パーセントの増加である。

場所によっては、死体があまりにも次々と積み上がり、検察医や検視官の作業が追いつかないほどだった。遺体安置所は満杯で、空きが出るまで死体は何日も、レンタルされた冷蔵トレーラーに保管しなければならなかった。薬物過剰摂取死は解剖するのが通常の手続きだったが、これらの死体の多くは解剖されなかった。検察医の中には、たとえすべての遺体を解剖する時間があっても解剖をしなくなった者もいた。検察医の資格を認定する団体は、医師が年間に適切に行える検視解剖件数に上限を定めており、過剰摂取死の多い地域の検察医の場合、その上限数を超過してしまい、資格を失う恐れがあったためだ。

その結果、死体の近くに注射針や錠剤の容器があった場合、死体は解剖されずまっすぐ墓場に運ばれた。こうした死亡事例の大部分はいわゆる「**オピオイド**」（麻薬性鎮痛薬）が関与している。アヘンケシから抽出、または実験室で合成される化合物を原料とする処方鎮痛薬または違法薬物である。

オピオイド危機はもはや、アメリカの日常の一部になってしまっている。

病院では、依存症の母親の血液を流れる薬物から切り離された新生児が、オピオイドの禁断症状にもがき苦しみながら生まれてくる。街を巡回する警察官の標準装備には新たに、薬物過剰摂取の渦中にいる人の命を救う薬の入ったスプレー式点鼻薬が加わっている。オピオイド危機が与えた影響はあまりにも広範に及び、アメリカでは白人男性の平均余命が短縮し始めている――この二〇年以上なかったことだ。

政府はそれに対し、過激な対応を講じた。ドナルド・トランプ大統領は官邸付きの有識者委員を任命して解決策の提案を求め、国会は依存症患者の治療に数百億ドルの政府予算を投じるよう要請した。新聞、雑誌、テレビは、大小さまざまなコミュニティでオピオイド危機が引き起こした惨事の記事で溢れている。

これほど注目が集まっている様子を見ると、まるで何かこれまでになかったことが起きているかのように思われるが、そうではない。死亡者数が増えたのは、近年になって、特に強力な合成オピオイド、フェンタニルの紛い物が登場したためだ。だが、二〇二一年の時点で、**過去二〇年間にこの薬物の過剰摂取で死亡したアメリカ人は約二五万人にのぼる。**製薬会社が製造し、医師が処方した、合法的な医薬品による死亡である。

処方鎮痛薬による死亡者数の増大については、注意を呼びかける声が随分昔からある。にもかかわらず毎年、政治家、国会議員、規制当局、医療機関、保険会社などは、増え続ける死者数を無視し、製薬業界もそれを軽視してきた。その結果は悲劇的かつ予測通りのものだ。二〇二一年、処方されたオピオイドが関与する過剰摂取死は、一九九九年の四倍になっている。早い時期に対処すれば食い止められたかもしれない惨劇は、恐ろしい怪物に成長してしまった。

自然災害であろうと人災であろうと、災害には発端がある。

オピオイド危機に関して言えば、その端緒は**オキシコンチン**と呼ばれる医薬品だった。一九九〇年代半ばに初めて登場したとき、オキシコンチンは、人間にとって、医学的に最も古く何よりも手強い敵である疼痛の治療法をガラリと変える「特効薬」と謳《うた》われた。発売に先駆け、一群の活動家たちは、処方鎮痛薬によって依存症になる危険性を医師が誇張しすぎたがために何百万人もの人が不必要な苦痛に耐えている、と主張して市場の素地をつくった。

もともと医師はそうした医薬品の活性成分を呼ぶのに「**麻薬**」という言葉を使っていたが、より積極的な疼痛治療を推進する人々は、闇で取引される「麻薬」のイメージからオキシコンチンを遠ざけようと必死で、オキシコンチンに新たなブランドイメージを与えるために「オピオイド」という言葉を作ったのだった。

オキシコンチンを中心として、製薬業界は、強力かつ依存性のあるこの麻薬について、かつてなく積極的な販売戦略を展開した。オキシコンチンの製造会社である**パーデュー・ファーマ社**は、医師にオキシコンチンの処方を促すために数百万ドルを注ぎ込み、オキシコンチンは疼痛の治療法として優れているだけでなく安全でもあると主張した。アメリカで最も裕福かつ秘密主義を貫く一族の一つ、**サックラー家**が所有するパーデュー・ファーマ社は、この薬の販売で数十億ドルの利益を手にした。

この本が二〇〇三年に最初に出版されたときには、増補版となるこの新版に収蔵された出来事の多くはまだ起こっていなかった。たとえば、パーデュー社とその最高幹部三名が、オキシコンチンの販売をめぐる刑事責任について有罪を認めたのは二〇〇七年のことだ。

裁判の決着とともに、この物語と私の関係も終わったかと思っていた。ジャーナリストがよく犯す過ちだが、私もまた、この物語の報道を自分がやめると同時に、物語自体もそこで終わるという思い違いをしていたのである。

だが残念ながらそうはならなかった。それどころか、オキシコンチンの一件は、混沌、企業の不当利益、政治の衰退、そして政府によってその一部は防ぐことができたかもしれない悲劇の時代を生み出したのである。

パーデュー社とその幹部との司法取引に続いて、司法省は、パーデュー社がオキシコンチンの乱用実態について最初に知ったのがいつのことで、その重大な情報にどう対処したのかについて、自らの捜査員が明らかにした重要証拠を機密扱いにした。

捜査員が暴き出した多数のパーデュー社内Eメールやその他の記録は、一〇年の歳月を経てようやく日の目を見ることとなり、オピオイド危機がどのようにして始まったのかに新たな光を当てている。オキシコンチンは特効薬などではなかった。

それは、**二一世紀最悪の公衆衛生問題につながるゲートウェイ・ドラッグ**だったのである。

ONE ピル・ヒル

二〇〇〇年一月のある晩遅く、田舎町の医師、アート・ヴァン・ズィーの寝室の電話が鳴った。家から近いところにある病院の看護師が、たった今、鎮痛薬を過剰摂取した若い女性が救急室に運び込まれた、と言う。患者は集中治療室で人工呼吸器に繋がれていた。

その夜当直だったヴァン・ズィーは、ベッドから出て静かに服を着ると家を出た。彼は車で、マスのいる人工池や子どもたちのポニーやロバがいる囲いの横を通る敷地内の砂利道を出口へと向かった。砂利道の終点には、弁護士である妻がオフィスとして使っている小ぶりのコンクリートの建物があり、そこを過ぎると彼は右折して、バージニア州ドライデンから、リー郡の地域病院があるもう少し大きな町、ペニントン・ギャップに続く二車線の幹線道路に出た。

五二歳のアート・ヴァン・ズィーは、ここアパラチア地方から何千キロも離れたネバダ州の高地砂漠にある小さな町、エルコで育った。だが、リー郡に住んで二五年、彼はすっかりここが――その風景も、文化も、人里離れているところも、何もかもが――気に入っていた。そしてこの町もまた彼を暖かく一員として迎えてくれていた。

リー郡は、ケンタッキー州とテネシー州に挟まれたバージニア州南西部に位置する。そこは息を呑むほど美しく、同時に非常に貧しいところでもあった。カンバーランド山脈が中央を走り、長い年月をかけて流れの速い川が、ゴツゴツとした尾根や小渓谷や緩やかな谷を形成していた。地上にはテーダマツ、黄マツ、ヒッコリー、それにオークの森が、地下にはアパラチア地方の富と苦しみの源となった、豊かな炭鉱が広がっていた。

リー郡からケンタッキー州との州境を越えてすぐのところにあるハーラン郡は、炭鉱夫によるいくつかの、暴力を伴うストライキの舞台となったところである。その中には、アカデミー賞を受賞したドキュメンタリー映画『Harlan County U.S.A』の題材となった一九七四年のストライキも含まれている。

アート・ヴァン・ズィーが、アパラチア地方を移動しながら無料の健康診断を提供するヴァンダービルト大学の医学生の一人として初めてリー郡を訪れたのもその年のことだった。二年後、貧しくて医師がほとんどいない地域に医師を送り込む政府のプログラムにボランティアとして参加し、リー郡に戻ったヴァン・ズィーは、セント・チャールズという小さな町の町立診療所の運営を引き受けたのだった。

いくつかの細い道路と鉄道の支線が交差するところに位置するセント・チャールズは、かつてはアパラチア地方の新興都市として活況を呈し、ホテル、銀行、映画館、レストランなどがあった。だが一九七六年にヴァン・ズィーが移住した頃には、石炭掘削機が炭鉱夫に取って代わり、セント・チャールズはゴーストタウンへの道をまっしぐらに進んでいた。

採鉱はそれでもまだこの地方の生活の一部で、鉱夫とその家族が貧しい炭鉱町に多数暮らしており、炭鉱に続く道路沿いには、粗末な家、タール紙で覆った掘っ立て小屋、崩れかけた家屋が並んでいた。決まった間隔を空けて、巨大なチョークで黒板を擦ったかのような甲高い音が、今も操業している近くの炭鉱から鳴り響いた。機関車が、石炭を積むためのコンテナ車をホッパーの下にゆっくりと停める際に、鉄製の車輪が線路を擦って立てる音だ。

長身で痩せぎす、白髪交じりの顎ひげをたくわえたヴァン・ズィーは、どこで医師になることも可能だった。だが長老派教会の牧師だった父親は彼に、職業とは奉仕の一つの形であるべきだという考え方を植え付けていた。だからこそヴァン・ズィーは、医療機関が痛切に不足しているリー郡で、伝道師並みの熱心さで医師となったのだ。

彼は禁煙コンテストを開催し、専門家を呼んでがん検診を行い、妊婦健診が受けられる慈善バザーを開いた。食べられるものなら何でも揚げてしまいがちな地方の人にはなかなか受け入れられにくい、より健康的な調理の教室を開くことさえした。

セント・チャールズ・クリニックには毎年何千人という人が訪れ、およそ考え得る限りのさまざまな病気の治療を受けた。あまりにも具合が悪くてクリニックまで来られない患者がいれば、ヴァン・ズィーは炭鉱の近くまで車で往診にも出かけた。鉱山で災害が起きれば、たとえ遺体を運び出す手伝いしかできなくても、採掘ピットの入り口で待機した。彼は全身全霊で仕事に熱中した。ある夜、彼の車が渋滞を起こしたことがある。赤信号が青に変わるのを待っていた彼は、疲労のあまり運転席で眠ってしまったのだ。

この一月の夜、ヴァン・ズィーは一五分ほどでリー・カウンティ・ホスピタルに到着した。小さいながら現代的な病院施設だ。運び込まれた若い女性は、オキシコンチンという麻薬性鎮痛薬を過剰摂取したとのことだった。実家を訪問中に、彼女がベッドから落ちて大きな音がしたものだから、両親が慌てて彼女の部屋に行ったところ、女性は床で意識を失っており、死にかけていた。麻薬は呼吸機能を低下させる。**麻薬による死亡のほとんどは、使用者が呼吸できなくなるのが原因**である。その女性を蘇生させるために、病院の医師は非常用の呼吸管を患者の喉に挿入し、人工呼吸器に繋いでいた。

それまでヴァン・ズィーは、オキシコンチンをほとんど知らなかった。

二〇〇〇年当時、この薬はまだ発売されたばかりで、彼が知っていたのは、それがモルヒネなどと同じ徐放性鎮痛剤であるということぐらいであり、ほんの数回、がん患者や、腰背部痛のために何度も手術を受けながら改善が見られなかった患者に処方したことがあるだけだった。

ヴァン・ズィーはリー郡の住民のほぼ全員を知っていたが、呼吸用のマスクで患者の顔は見えなかった。彼はカルテを取り、患者の名前を見た。それは二一年前、生後三か月のときに腕に抱いて予防ワクチンを打ち、その後も子ども時代を通じて病気を診察し、生き生きとしたティーンエージャーに成長するのを見守った少女だった。

彼は深呼吸をした。

ヴァン・ズィーはこの数か月の間に、地元の薬物乱用カウンセラーとペニントン・ギャップの薬剤師の両方から、オキシコンチンが闇市場に出回り始めたというのを聞いていたが、彼らの心配をさして気に留めていなかった。彼はそれまでずっと、薬の処方については控えめだったし、世間には彼ほど慎重な医師ばかりとは限らないとは考えたこともなかった。また、彼も、ペニントン・ギャップの彼以外の大人たちも、この辺りのティーンエージャーたちはすでに知っていることをまだ知らなかったのだ――**オキシコンチン、別名オキシーを一錠摂れば、極上の陶酔感が得られる**、ということを。

そうしたティーンエージャーの一人である**リンジー・マイヤーズ**がこの薬を初めて試したのは一九九九年の春、一六歳のときのことだった。彼女が知る限り、自分が最年少のオキシー使用者であることを、彼女は一種誇らしく思っていた。リンジーはリー・カウンティ・ハイスクールの二年生で、フットボールチーム「ザ・ジェネラルズ」に所属するチアリーダーであり、陸上競技の選手でもあった。丸顔の美人で、瞳は茶色く、ダークブロンドの髪を後ろでポニーテールにしていた。男の子の注目を惹くタイプで、しかも彼女の家はこの一帯で最も裕福な家庭の一つだった。リンジーの母方の祖父はケンタッキー州とバージニア州の炭鉱を操業する会社の創設者で、父親のジョニーもその会社で働いていた。高校の生徒のほとんどは、歩いて学校に通うか、運が良ければ両親のお下がりの車に乗っていたが、リンジーは真新しい黒のジープ・チェロキーを乗り回していた。教師たちも手が出ない高級車である。

住民一八〇〇人の町、ペニントン・ギャップを見下ろすようにして建つ、大きくて現代的なマイヤーズ一家の家は、アパラチア地方の田舎町の家というよりもアトランタ郊外の上流階級の家に似つかわしかった。リンジーは、ここから車で南に七時間のアトランタに住みたがっており、母親のジェーンと買い物したり、友人とロックコンサートを観るためにアトランタに出かけるのが大好きだった。

ペニントン・ギャップのティーンエージャーのほとんどがそうであるように、リンジーは退屈していた。町にはすることも、観るものも、買うものもなかったのだ。線路を挟んだ二〇〇メートルばかりの小さなダウンタウンには、店は数軒しかなく、一番大きい衣料品店ギブソンズのショーウィンドウに飾られた服は、ティーンエージャーなら決して買わない代物だった。

ペニントン・ギャップで一番活気があるのは、町の東側の、二車線道路が町に入る辺りだった。その交差点の周囲にはファストフード店が並んでいた。リー・カウンティ・ハイスクールの生徒にはマクドナルドが人気だったが、リンジーが通うハーディーズは、マクドナルドよりも客の年齢層が若干上で、二十代初頭から半ばの若者が集まった。彼らが開くパーティーの方が楽しかったし、彼らはドラッグも持っているか、どこへ行けば手に入るかを知っていたのである。

リンジーが初めてオキシーを試したのは、ペニントン・ギャップの町外れを車で流しているときだった。友人の一人が小さな青い錠剤を口に入れ、数分経ってから取り出してTシャツで拭いた。それから彼はその錠剤をしわくちゃの一ドル札の上に置き、一ドル札を封筒のようにきっちり畳むと、それを口に含んで思い切り嚙み、粉々になった錠剤をCDケースの上に出した。リンジーはその一部を鼻から吸引した。

そのときは、リンジーはハイにならなかったが、友人たちはさかんにオキシコンチンは最高だと言うし、女友だちの一人が、ペニントン・ギャップから車で三〇分のケンタッキー州ハーランにいるオキシーの売人を知っていると言った。二人はリンジーのジープでハーランに行き、お目当ての家を見つけ、真っ暗なその家の前に車を停めた。リンジーは友だちに一五〇ドル渡し、彼女は錠剤を四錠持って戻ってきた。帰り道、二人は路肩に車を停め、錠剤を砕いて鼻から吸った。

最初、リンジーは吐き気に襲われた。だが吐き気はすぐにおさまり、やがて筋肉が弛緩するとともに身体に暖かさが広がった。すべての緊張や心配事が消え去った。こんな気持ちになったことはかつてなかった。ペニントン・ギャップに戻ると、二人は町の中心をしばらく車で流した。それからリンジーは眠くなった。家についた頃には目を開けていられず、すぐに心地良い眠りに包まれていった。

処方される鎮痛薬を嗜好目的で使うということ自体は、リー郡でも、アメリカの他の場所でも、新しいことではなかった。もう何十年も前から、パーコセット、パーコダン、タイロックスといった名称で販売される一般的な鎮痛薬を誤用する患者や薬物乱用者は存在した。これらの医薬品に含まれる活性成分はオキシコドンという麻薬で、一錠あたり五ミリグラムのオキシコドンが、アスピリンやアセトアミノフェンといった市販の鎮痛剤五〇〇ミリグラムに混ぜ込んであるのが普通だった。

オキシコンチンはそれとは大きく異なっていた。純粋なオキシコドンで、最も低用量のものでもオキシコドン一〇ミリグラム――それまでの薬の二倍――が含まれていた。それよりもはるかに高用量の、二〇、四〇、八〇、一六〇ミリグラムのオキシコドンを含む錠剤もあった。麻薬を武器に喩えれば、オキシコンチンは核兵器だった。

オキシコンチンが最初に販売されたのは一九九六年で、販売したのはパーデュー・ファーママというコネチカット州の無名の会社だった。オキシコンチンを製造する際にパーデュー社は、特許を持つ徐放剤の製造法を使って大量のオキシコドンを錠剤に詰め込んだ。錠剤に含まれたオキシコドンはゆっくりと体内に放出され、一部は一時間以内に、残りはその後一一時間かけて患者の血中に入った。

持続放出型であるという点でオキシコンチン（「コンチン」のcontinは「継続的な」を意味するcontinuousの略）は、パーコセットやタイロックスといったそれまでの鎮痛薬よりも優れていた。パーコセットやタイロックスは、鎮痛効果の発現は早かったが四時間しか継続せず、疼痛持ちの人は夜中に目が覚めてもう一錠飲まなければならないこともあったのだ。だがパーデュー・ファーマは同時に、オキシコンチンは従来の鎮痛薬と比べて薬物乱用者にとっては魅力がないはずだと主張した。依存症対策の専門家は随分前から、薬物を乱用する人は、その薬物の強さと効果発現の早さに惹かれるのだということを知っていた。したがって、徐放剤として設計されているオキシコンチンなら、手っ取り早いハイを求める麻薬常習者は欲しがらないだろうという理屈は、不合理なものではなかったのだ。

だが、リンジー・マイヤーズのような新米の薬物乱用者でさえ、オキシコンチンの錠剤を少々の水か唾液で柔らかくして砕けば高用量の麻薬が一気に放出される、ということを発見するのに長い時間はかからなかった。

間もなくリンジーは、一日にオキシシーを一錠か二錠使うようになっていた。処方薬の製造、輸送、販売を取り締まる政府機関、**麻薬取締局（DEA）**はオキシコンチンを、医薬品の中で最も規制の厳しい、いわゆる「スケジュールII」の麻薬に分類していた。スケジュールIIにはオキシコンチンの他に、モルヒネ、ディラウディッド、フェンタニルなどの、強力で依存性のある鎮痛薬が含まれる。連邦法では、製造者から販売者の、販売者から医師や薬局の手に渡るこれらの薬物は、最後の一グラムまで徹底的にその行方が追跡できなければならない。リンジーは、オキシコンチンをほぼすべて「ショーティ」というあだ名の女性から買った。ショーティは、ペニントン・ギャップの中心に近いところにある小さなボロボロの家に住んでいた。彼女がオキシコンチンをどこから手に入れていたかは誰も知らなかったが、それは合法的な経路ではなかった。

一九九九年夏、リンジーは仲間と集まってはハイになって過ごした。友人を車で拾い、ペニントン・ギャップから、起伏に富んだ農場地帯をくねくねと走るスキャッグス・ヒル・ロードという細い田舎道を通って、「ピル・ヒル」として知られるスキャッグス・ヒルに行き、それから町に戻る。リンジーと友人たちは、たくさんある道路沿いの退避所に車を停め、オキシーを砕いて鼻から吸うのだった。週を追うごとにリンジーとその友人たちの仲間は増えていった。ときには、オキシコンチンのユーザーでいっぱいの車が何台も、スキャッグス・ヒル・ロードの路肩に数百メートルおきに停まっていることもあった。

リンジーがオキシコンチンの暗い一面を初めて垣間見たのは、独立記念日の週末だった。テネシー州の湖の湖畔に建つリンジーの叔父の別荘で、例年通り親族が集っていた。リンジーはオキシコンチンを持っていかなかったが、最初の夜、脚が痛み始め、ベッドに入ってからも脚が震えるのを止めることができなかった。

「ママ、脚がすごく痛いの！」とリンジーは大声で母親を呼んだ。「さすってくれない？」

ジェーンは娘の脚をマッサージし、痛みが軽くなったリンジーは眠った。だが翌日の夜、痛みはさらにひどくなった。

リンジーの脚がつるのがおさまったのは、ペニントン・ギャップに戻り、ショーティの家に車で行ってオキシシーを買ってからだった。翌朝、リンジーは気分良く目覚めたが、同時に少々怖くなった。自分がオキシシーの依存症になるとは思っていなかったのだ――少なくとも、これほど簡単には。その日リンジーはショーティに、中毒になったかも、と言った。

ジェーン・マイヤーズはショーティのことは何も知らなかった。だが、一九九九年の秋になる頃には、ジェーンは娘のことが心配になっていた。リンジーは朝なかなか起きられなかった。学校に興味をなくし、陸上競技のチームも辞めていた。ジェーンの妹は、クスリをやっていると評判の年長の少女とリンジーが一緒にいるところを見たと言った。妹はジェーンに、リンジーの夏休みのバイトを見つけるよう勧めた。マイヤーズ家の石炭採掘会社で働くのはどうだろう？

控えめな、赤毛が魅力的なジェーンにとって、リンジーが薬物に手を出しているなど想像もできないことだった。娘はティーンエージャーだし、もしかしたら何かに一時的に夢中になっているのかもしれなかったが、親から干渉されるべき歳ではないとジェーンは思っていた。もしも何か問題があれば話してくれるだろう。リンジーのプライバシーを侵害しすぎないようにしたかった。それにリンジーは、フットボールの試合でチアリーディングをするのをこれまで通りに楽しんでいるように見えた。ジェーンは娘のチアリーディングを見るのが大好きだった。遠征試合のときは、たとえ片道三時間かかろうが娘を車で送り迎えすることも多かった。

一九九九年秋のある晩、リンジーはフットボールの試合から戻ると荷物をキッチンのテーブルの上に投げ出して、兄とその友人がいる地下室に下りていった。ジェーンは衝動的に、リンジーの荷物を開け、小さな錠剤と、長さ二・五センチほどの細い金属製のチューブを見つけた。それが何であるかは皆目わからなかった。

「リンジー」とジェーンは地下室に向かって言った。「ちょっと訊きたいことがあるの」

リンジーは地下室から上がってくると、母親が持っている錠剤を平然と眺めた。

「ああ。最近眠れなくて」とリンジーはジェーンに言った。「それ、眠れるようにってキンバリーがくれたの」

キンバリーはリンジーの従姉妹で、その夜はジェーンの家にいたので、リンジーが地下室に戻ってしまうとジェーンはキンバリーにその錠剤を見せて「これ、あなたがリンジーにあげたの?」と訊いた。

「何もあげてないわよ」とキンバリーが答えた。

ジェーンはみぞおちを殴られたような気がした。そして大声でリンジーに上がってくるように言った。

「キンバリーに貰ったんじゃないわね。何なのこれは?」

「オキシー」とリンジーが、強情な、挑戦的な態度で答えた。

「これは?」と、中が空洞の短いチューブを持ってジェーンが尋ねた。

「それで鼻から吸うの」

そう言うとリンジーは怒ったように自分の部屋に引っ込んだ。


翌朝ジェーンは、ペニントン・ギャップの薬物乱用クリニックを運営している**ベス・デーヴィス**に電話をかけた。デーヴィスはオキシコンチンについてはよく知らなかったが、本当のことを知りたければリンジーの尿を検査するしかない、とジェーンに言った。ジェーンはたじろぎ、リンジーにそんな検査を受けさせるのはフェアじゃない、と言った。リンジーが検査を受けたことが知れたら噂が立つ。学校の成績表に傷がつくかもしれない。チアリーディングのチームから追い出される可能性さえある。ジェーンは、尿検査をすることは認めなかったが、デーヴィスと話せるようリンジーをオフィスに連れて行くことに同意した。

ベス・デーヴィスは、小柄でしゃがれ声、ふさふさとした銀髪を短くした元気の良い女性で、およそ薬物乱用カウンセラーのようには見えなかった。一九九九年、デーヴィスは六六歳だったが、ゆうに一〇歳は若く見えたし、齢半分くらいの人のようなエネルギーに満ちていた。デーヴィスはまた尼僧でもあった。多くの人からシスター・ベスと呼ばれるデーヴィスは、ニューヨーク州とコネチカット州で教区学校の教師また管理人として働いた後、一九七二年にアパラチア地方にやってきた。リー郡に移り住んで間もなく、環境保護の活動により深く関わりたいと考えたデーヴィスは、セント・チャールズに診療所を作るための資金集めを手伝った。アート・ヴァン・ズィーが働く診療所である。

その後、一九七九年、デーヴィスは自らの、アルコール依存症との長い闘いに敗れた。教会が薬物乱用の問題を抱える尼僧のためにマサチューセッツ州で運営する治療施設に入所したデーヴィスは、仕事を変えることを決意し、ニュージャージー州のラトガーズ大学で薬物カウンセリングを学んだ後、ニュージャージー州トレントンの最も治安の悪い地区で一年間、アルコールやヘロインの依存患者のカウンセリングを行った。

デーヴィスと、同じくアルコール依存症に苦しんだ経験のある尼僧、**エリザベス・ヴァインズ**は、一九八〇年代の半ばから、ペニントン・ギャップのダウンタウンにある二階建ての建物で依存症教育センターを運営していた。もともと二人が対応していたのはほとんどがアルコール依存症患者だったが、一九九〇年代初めになると、精神安定剤や処方鎮痛薬を含む医薬品の乱用者が増え始めた。

そうした医薬品には、パーコセットやタイロックスの他、ヒドロコドンという麻薬を含有する一般的な二つの処方鎮痛薬、バイコディンとロルタブも含まれていた。当時の医学界では、ヒドロコドンはオキシコドンよりも中毒になる危険性が低いと考えられており、それらに対する政府の規制は現在よりも緩やかで、医師が処方するのも容易だった。だが、オキシコンチンはそれまでのどんな医薬品とも違っていた。

ベス・デーヴィスとの面会の予約を待つ週末はリンジーにとって地獄だった。その四八時間の間、リンジーには、身体的なショック状態である離脱症状が起きた。患者や薬物乱用者が麻薬を使用すると、「**依存性**」がつく――麻薬の強力な効果に身体が適応する自然なプロセスだ。身体的依存性は依存症とは違うが、患者や薬物乱用者が突然その薬物を使えなくなると離脱症状が起きる。登校前、昼食時、チアリーディングの練習前、と一日三錠のオキシコンチンを使っていたリンジーにとって、離脱症状は耐え難いほどの苦痛だった。リンジーの脚は、叔父の家に泊まったときよりもずっと激しく痛み、硬直した。悪寒、鼻水、ひどい頭痛といった風邪のような症状もあった。せん妄状態に陥ることさえあった。その週末、リンジーは自分の部屋でオキシシーを見つけて鼻から吸入する夢を見た。目が覚めて、それが夢だったとわかるとリンジーは泣いた。

月曜日になる頃には、リンジーはベス・デーヴィスに早く会いたかった。母親は彼女について は多くを語らなかったが、リンジーはベスが若い女性だと思いこんだ——名前が若く聞こえたからだ。自分が悩みを打ち明けられる、ちょっと年上の友だちになってくれるかもしれない、とリンジーは想像した。

自家用のベンツでダウンタウンを走りながら、ジェーンとリンジーはあまり会話をしなかったが、ベス・デーヴィスのオフィスに着いて彼女を見たリンジーはたちどころに心を閉ざした。この人と理解し合うなんて絶対無理。歳が行きすぎてる。

「どうしてここに来たのか教えてくれる?」とデーヴィスが尋ねた。

「悪いことは何もしてない」とリンジーが言った。

「あなたのお母さんは何かが心配のようね、さもなければ電話してこないでしょうから」とデーヴィスが答えた。「何が心配なのかしら?」

「別に何も」とリンジーが言った。「大騒ぎしすぎ。ママが来いって言うから来ただけ」

ベスとは打ち解けなかったが、その後の一か月、リンジーは薬物を使用しなかった。ところがある日、町中を車でブラブラしていた彼女は、ガソリンスタンドに友人がいるのを見かけた。リンジーが車を停めると友人はリンジーを思い切り抱きしめた。

「ああ何かクスリを手に入れたいわ」とリンジーが言った。

「任せといてよ」と友人が言った。

後年、オキシコンチンの乱用が突如爆発的に広がったのが二〇〇〇年のいつだったか、その瞬間を正確に言える人はリー郡に誰一人いなかった。アート・ヴァン・ズィーのような医師にも、ベス・デーヴィスのような薬物カウンセラーにも、警察官にも、それはわからなかったのだ。だが、二〇〇〇年の冬がやがて春になると、オキシーはそこら中にあるように見えた。

その六か月前、一九九九年の秋には、バージニア州南西地域で覆面捜査官が買った薬物のうち、オキシコンチンはごく一部にすぎなかった。だが翌春になると、その数は急増し、場所によっては九〇パーセントの上昇を見せた。巷《ちまた》に溢れる錠剤の出どころは複数あるようだった。診察料を払えば正当な目的なしに処方箋を書く、「ピル・ミル」と呼ばれる行為を行う悪質な医師もいたし、疼痛患者のふりをした薬物依存者に騙されて処方する医師もいた。オキシコンチンの処方箋を偽造したり、本物の処方箋をコピーする人もいた。

間もなくリー郡では、パーコセットやロルタブといった従来型の鎮痛薬の需要がなくなってしまった——誰もがオキシーを欲しがったからだ。それはまるで、新しくて珍しい新生物がその地域の薬物供給チェーンにこっそり入り込み、在来の生き物を駆逐したかのようだった。オキシコンチンは純度が高いおかげで、嗜好目的のユーザーにとってはコカインと同じように吸入するのが容易だったし、深刻な薬物依存を抱える者はヘロインのように注射することもできた。

オキシコンチンは、闇市場では一ミリグラムあたり一ドルという値がついた。つまり、用量二〇ミリグラムの錠剤なら二〇ドル、四〇ミリグラムの錠剤なら四〇ドルだ。リンジー・マイヤーズのように銀行口座に何千ドルもある者には、オキシコンチンを買う金を手に入れるのは容易《たやす》かった。だがほとんどの人はそんな金は持っていなかったので、オキシコンチンの乱用が広がるのと同時に犯罪も増加した。依存症患者は人の家に押し入って現金やテレビを盗んだ。がんや疼痛の患者が朝起きると、薬棚の中からオキシコンチンがなくなっている、というケースもあった。

一帯には、偽造されたり盗まれたりした、無価値の小切手が出回った。その多くは額面が四〇ドル、つまり四〇ミリグラムのオキシシーの闇価格だったため、警官たちはそういう小切手を見つけると「この四〇ドルの行き先は明らかだな」と冗談を言った。オキシコンチンを必死に求める人々は、簡単に現金に換金できるものを買うためにクレジットカードの使用金額が巨額になり、限度額いっぱいになってしまった人はタバコ用のライターやCDなどを万引きして売り飛ばした。バージニア州南西部の田舎町では、盗むものとして人気があるのはチェーンソーだった。

オキシコンチンの乱用が過熱するとともに犠牲者も増加した。二〇〇〇年の春、オキシコンチンの使用を止めさせるために依存症教育センターに連れて来られる人の数は週を追うごとに増えていった。リー・カウンティ・ホスピタルに担架で運び込まれる過剰摂取者も増えた。そういう人のほとんどはティーンエージャーか若い成人で、中には腕にゴルフボール大の膿瘍ができている人もいた――オキシコンチンを皮下注射していた印だ。

四月初旬、アート・ヴァン・ズィーの若い同僚医師、**ヴィンス・ストラヴィーノ**は、もうたくさんだ、と思った。彼はコネチカット州スタンフォードにあるパーデュー・ファーマの本社に電話をかけた。彼の電話は、パーデュー社に雇われた医師に回された。

「大問題なんですよ」とストラヴィーノは言った。「離脱症状が起きている。ひどい惨状です。

パーデュー社の医師は、オキシコンチンを乱用している人がいるとは驚きだと言い、ストラヴィーノの指摘した問題について調査すると約束した。だが、ストラヴィーノからの電話をパーデュー社が規則通りに**食品医薬品局（FDA）**に報告したのは一〇か月後のことだった。その報告書の一部にはこう書かれていた――「医師からの報告によれば、オキシコンチン（徐放性のオキシコドン塩酸塩）を使用した匿名の患者（子ども、ティーンエージャー、成人）が、理由は不明だが『過剰摂取と注射による膿瘍で来院している』。聞くところによればこの地域の子どもたちは『オキシコンチンを砕いて鼻から吸入したり注射したりしている』そうである。さらなる情報を要請している」

パーデュー・ファーマからFDAに提出された報告書は、最初の電話の二か月後にストラヴィーノからフォローアップの電話があったことにも言及している。

「二〇〇〇年六月五日に得られた追加情報は、オキシコンチンの四〇ミリグラム錠剤を不法に入手した一五歳の白人男性を特定している。報告によれば、『二〇〇〇年四月七日、この患者は用量不明のオキシコンチンを摂り、学校で歩くことも理論立てて話すこともできなかった』。この症状は同日中に解消し、患者は完全に回復した。当報告書作成時点で、当該の患者は『入院治療』を受けている。報告した医師によればこの入院は『間違いなく』オキシコンチンに関連している」

アート・ヴァン・ズィーは、自分の身の回りで起こっている悲惨な状況がなかなか理解できなかった。二〇〇〇年の春、彼はそれまでずっと関心を寄せていたリー郡の公衆衛生問題にフォーカスし続けた――ティーンエージャーの妊娠、新生児の栄養といった課題である。だが、オキシコンチンに対する懸念は次第に強くなっていった。ヴァン・ズィーは調査や数字が好きだったので、若い医学生に依頼して、リー・カウンティ・ハイスクールの生徒を対象に、タバコ、アルコール、合法および非合法の薬物の使用に関するアンケート調査を行った。その結果を見て彼は驚愕した――リー・カウンティ・ハイスクールの二年生の二八パーセント、三年生の二〇パーセントが、オキシコンチンを試したことがあると答えたのである。

自分が住むアパラチア地方の片隅でこれまでとは違う何かが起こっている、とヴァン・

ズィーが理解したのはそのときだった。失業率や、アルコールや薬物問題など、世代から世代に引き継がれるように見える、この辺りでは昔からある問題を超えた何かが。だが彼には、なぜその問題が姿を現したのかはわからなかった。

五月、サッカーの大ファンであるストラヴィーノは試合を観るためにボストンに飛んだ。『ボストン・グローブ』紙を買った彼はその場に立ちすくんだ——そこにはメーン州を席巻する新しい鎮痛薬の乱用問題についての記事があったのだ。

その記事によれば、オキシコンチンという薬は、メーン州の北端に位置するのどかなワシントン郡では事実上どこででも手に入った。人々は何百キロも離れたところからやってきて、腰背部痛や片頭痛があると医師に嘘をついて処方箋を手に入れた。この付近はかつて、誰も玄関に鍵をかけないところだったが、今では犯罪が急増し、薬物依存治療センターは収容人数をオーバーしていた。あまりにも危機的な状況に陥ったため、メーン州の司法長官がメーン州全土の医師に対して、オキシコンチンの処方は慎重に行うようにと警告したほどだった。

ストラヴィーノは、ペニントン・ギャップに戻るとすぐにこの記事をヴァン・ズィーに見せた。

TWO
疼痛との闘い

医療のあり方を変える医師はごくわずかだが、**ラッセル・K・ポートノイ**はそうした数少ない医師の仲間入りをしようとしていた。

二〇〇〇年の時点で彼は、オキシコンチンなどの強力な麻薬を使って慢性の疼痛をより積極的に治療しようという、医療界で高まりつつあるムーブメントのスーパースターだった。彼は四〇代半ばにしてすでに、この分野を牽引する専門家の一人として認められていた。その革新的な研究と考え方の評判があっという間に広がったため、ニューヨーク市の主要病院の一つであるベス・イスラエル医療センターが、彼を引き抜くためにわざわざ疼痛治療科を作ったほどだった。

ポートノイはそれまでの二〇年間で、主著者あるいは共著者として、疼痛治療に関して一〇〇本を超える学術論文を著し、少なくとも一二冊の本に寄稿していた。自信に満ち、機転の効いた穏やかなウィットのある彼は、学術集会や医療関係の会議で人気の講演者だった。またそうした性格のおかげで彼は、鎮痛薬を製造販売している製薬会社からコンサルタントとして引っ張りだこでもあった。テレビにも出演し、新聞や雑誌の疼痛治療に関する記事は頻繁に彼の言葉を引用した。

二〇年前、彼がそのキャリアをスタートさせたばかりの頃は、専門分野としての疼痛治療はほとんど存在していなかった。アルバート・アインシュタイン・カレッジ・オブ・メディスンで研修医になりたてだった一九八一年、彼は病院の教育スタッフに紹介され、彼らは順々に自分の専門分野について説明した。医師の一人が、自分が注力しているのは疼痛治療であると言ったとき、ポートノイは笑った――冗談を言っていると思ったのだ。

「痛みは治療できませんよ」と、面長できちんと刈り込んだ顎ひげのあるポートノイは答えた。「痛みは病気じゃない、症状です」

二〇年後、彼の診察への需要はあまりにも大きく、予約は四か月待ちの患者も少なくなかった。彼の診察室に辿り着く患者たちは、「**慢性の非悪性疼痛**」と呼ばれる独特の苦しみの輪の中にいるか、あるいはがん以外の原因による激しい痛みを味わっていた。がんの場合、成長する悪性腫瘍が敏感な神経に触れたり骨を破壊することによる、激しく継続的な痛みが伴うことが多かった。また激痛が繰り返し起きるのは、鎌状赤血球貧血、糖尿病、リウマチ性関節炎、帯状疱疹などの病気の特徴でもあった。

だがポートノイの患者の多くにとって、痛みはまるでそれ自体に生命があるかのように増大し、もともとの痛みの原因となった怪我や病気が治っても消えないのだった。こうした疼痛は、治療抵抗性があることが多かった。そういう患者は、まるで神経系がめちゃくちゃになり、容赦のない苦痛の叫びを引き起こす信号を絶え間なく脳に送り込んでいるかのようだった。

「慢性疼痛」という言葉は、さまざまな原因と症状を持つ状態の総称である。

ポートノイの患者の中には、足首の捻挫や、小さな手根骨の一つを骨折したといったちょっとした怪我が原因で、脚や腕が腫れたり、汗ばんだり、変色したり、麻痺が起きる者もいた。あるいは、明らかな理由がないまま四肢から四肢へ、まるでかくれんぼをしているかのように激痛が飛び移る者や、ずっと前に切断された四肢が痛むかのように感じる「幻肢痛」のある者もいた。片頭痛や群発頭痛、あるいは顔面神経に沿って激しい波のような痛みが散発的に起こる三叉神経痛などで、吐き気を催したり、失語したり、起き上がれなくなったりする患者もいた。さらに、手術や、美容整形などのちょっとした処置がきっかけで、それ以降、まるでメスが神経を傷つけたかのように、焼け付くような激しい痛みがずっと続いている患者もいた。

疼痛患者の多くは、痛みをやわらげたい、という思いで頭がいっぱいだった。たとえばポートノイの患者の一人である学校の用務員は、顔に謎の痛みを感じ始め、最初はすぐに治るだろうと思ったが痛みが止むことはなく、顔の右側から始まった疼痛は顔を横切って移動し、耐えられないほどの激しい痛みになっていった。

それから一〇年に及ぶ治療の旅が始まった。医師の一人は彼に降圧剤を処方した。別の医師は、双極性障害の薬であるリチウムを出した。片頭痛の治療も受け、パーコセットも山ほど飲んだ。症状は悪化を続け、彼は仕事を辞めざるを得なかった。

やがてある医師が、酸素を吸えば痛みの発作が起きないかもしれないと言ったため、彼はどこへ行くにも、肺気腫の患者が使う携帯用酸素ボンベを持ち歩くようになった。発作が起きそうだと感じると、顔の右側に親指を押し付け、片方の鼻孔を指で押さえて同時に酸素を吸入する。こうすると少しは効果があったが、彼の苦痛は一向に楽にならず、歯を何本か抜くという歯科医の勧めも検討した。

この患者の息子は、顔に耐え難い激痛が走る三叉神経痛ではないかと考え、父親を、手術による三叉神経痛の治療法の開発に成功したと主張する医師に診せに連れて行った。だがその医師は治療を断った――患者の疾患は、中年男性に発症することが多く、激しい疼痛を引き起こす原因不明の症候群、群発頭痛だというのが彼の見立てだった。

ある日その患者の妻はテレビで、ポートノイが出演する、痛みについてのドキュメンタリー番組を観た。二人はポートノイの診察をなんとか予約し、ポートノイが処方したオキシコンチンが、この患者の苦しみに終止符を打ったのである。

オキシコンチンは、ポートノイのすべての患者にこれほどよく効くわけではなかった。だが彼は、慢性疼痛の治療には長時間作用型の麻薬が役立つと確信しており、処方する薬の中にはオキシコンチンに似た薬もあった。その一つはフェンタニルといって、ジョンソン・エンド・ジョンソン社の事業部の一つが、デュラジェジックという商品名で販売する経皮パッチ。もう一つの長時間作用型鎮痛薬はメサドンだった。メサドンはヘロイン依存症患者に対する「メサドン維持療法」で最も有名だが、もともとは疼痛の治療薬だったのである。ポートノイも、他の疼痛治療専門家と同様に、麻薬の効果を補完・増強するためにさまざまな医薬品を使った。たとえばてんかん発作を抑えるのに使われる数種類の薬は、痛みを和らげるのにも効果があった。

疼痛患者が最初にポートノイのような著名な専門医の診察を受けることは稀だった。たいていの患者は、ポートノイの診察を受けるときにはすでに何年分ものカルテやレントゲン写真や診断検査の結果を携えていた。ポートノイをはじめとする疼痛治療の専門家にとって、痛みの解明はあたかもパズルを解こうとするようなものだった。こうしたデータはどれも、患者の状態を理解するヒントになりはしたが、真の答えは患者一人ひとりの、身体的・心理的・社会的・感情的状態がごちゃごちゃに混ざりあったもののどこかにあった。

「痛みの治療は、少々の科学とたくさんの直感、それに技巧に頼るところが大きいんです」と言うのがポートノイは好きだった。

健康の問題として最も一般的なものである痛みは、同時に最も主観的な問題だ――医師は患者が痛みを説明する言葉に頼らざるを得ない。鋭い痛み、鈍い痛み。うずくような痛み、刺すような痛み。焼け付くような痛み、寒気を起こす痛み。ハンマーで殴られるような、と痛みを表現する患者もいれば、ドラムを叩くようだと言う者も、あるいは刃物で刺されるようだと言う者もいる。

人によって、痛覚閾値《いきち》――痛いと感じ始める点――も違うし、痛みに対する反応の仕方はどんな文化で育ったかによっても異なる。デヴィッド・B・モリスは著書『The Culture of Pain（痛みの文化史）』の中で、一九五〇年代にサンフランシスコの退役軍人病院で行われた研究では、ユダヤ系およびイタリア系のアメリカ人患者が痛みを表明するのをためらわないのに対し、アイルランド系またはプロテスタントのアングロサクソン人が先祖のアメリカ人は痛みを口にしない傾向が強かった、と書いている。

稀ではあるが、生まれつき痛みを感じない人もいる。羨ましいことだと思うかもしれないが、実はこれは非常に危険な状態であり、高温のラジエーターの上に、ひどい火傷を負っていることに気づかずに平然と座っているというようなことになりかねない。そういうケースで一番よく引用されるのは、症例報告の中でミス・Cと呼ばれているカナダ人女性だ。ロナルド・メルザック博士とパトリック・D・ウォール博士は、共著『The Challenge of Pain（痛みへの挑戦）』の中で、ミス・Cは先天的に痛みを感じないおかげで自分の舌先を嚙み切ったと書いている。年若い彼女は、他の者なら痛くてたまらないような姿勢で立つことが可能だったがために、関節にひどい感染を起こし、二九歳のときに重度の感染症で亡くなった。

医療の専門分野の中で疼痛治療が低く見られるのは、痛みというものの不可解さのゆえだ。医師は、診断を下し治療することのできる問題を好むものだが、疼痛にはそれを測定する機械も方法も存在しない。患者の血液を分析に回しても痛みの原因はわからない。レントゲン写真や、MRIのようなより高度な技術は、ときに役立つこともあるが信頼性を欠くことで有名だ。腰背部痛を訴える人の八〇パーセントはレントゲン写真に椎間板の変性が認められるが、レントゲン写真に椎間板の変性が見られるものの痛みはない、という人が全成人患者の七〇パーセントに及ぶのである。疼痛の計測技術は二〇世紀の終わりになってもほとんど前進を見せておらず、笑顔からしかめ面まで、粗末なマンガのような顔のイラストが並んだ物差しが今も重要なツールとされている。

現代医学における専門医療分野としての疼痛管理の歴史は、わずか一九七三年に遡れるにすぎない。それから一〇年経たないうちに、ポートノイは研修医となり、ワシントン州シアトルで開かれた会議の場で国際疼痛学会が設立されている。だが、医師、哲学者、聖職者、シャーマンなどは、何千年も昔から痛みとその原因についての観察を続け、身体と心と感情が痛みの原因や痛みという感覚に果たす役割を解き明かそうとしてきた。

バビロニア、エジプト、インドなどの古代文明は、痛みを感じるのは心臓で、感情的なバランスの乱れ、または悪魔やいたずら好きな霊が身体に入り込んだ印であると考えた。神経系について初めて系統的な研究を始めたのは、紀元前二世紀のギリシャの科学者ガレンだった。その後彼の研究はほぼ忘れられていたが、ルネッサンス時代になると医師らは、脳には絶え間なく疼痛信号が送られるが、その中に無視されるものと強化されるものがあるということに気づいた。二〇世紀の終盤には、神経系の秘密はさらに解き明かされ、痛みを伝達する化学物質とそれを阻害する化学物質が特定された。

痛みの治療についてもあまり進歩はなかった。アヘンケシから採れるアヘンは何千年も前から、痛みを軽減し、幸福感を生じさせるために使われてきたが、近年まで、歴史を通じて医師は、アヘンは無害だと信じていた。それは一つには、コントロールの効かない下痢その他、生命に関わるような病気の治療に使える薬が他にはなかったからだ。マーティン・ブースは著書『Opium: A History（阿片）』の中で、一九世紀にはアヘンはパレゴリックやアヘンチンキなどさまざまな製剤に使われ、定義の曖昧な「不安感」を含むさまざまな病気の治療薬として販売されていた、と書いている。アヘンはまた、貧しく、働きすぎでクタクタのビクトリア時代の女性たちが赤ん坊を泣き止ませるために飲ませた、いわゆる「なだめ薬」の主成分でもあった。こうした薬は、「赤ん坊飼育場」として当時悪名高かった孤児院でも使われていた。アヘン入りの飲み薬は赤ん坊を事実上昏睡状態に陥れ、中には生涯にわたる障害が起きた者もいた。

化学者たちが、アヘンの持つ鎮痛作用は主に、ギリシャ神話の眠りの神モルフェウスに因んでモルヒネと名付けられた化学物質によるものであることを発見したのは、一九世紀の初めだった。間もなく医療においては、アヘンよりもモルヒネが広く使われるようになった。研究者たちはその後もアヘンから、パーコセットやオキシコンチンなどの医薬品の有効成分であるオキシコドンの原料となるテバインをはじめ、モルヒネ以外の化学物質を単離していった。

一九世紀半ばにはすでに、オピオイドの使用には代償が伴っていることは明らかになっていた。一九〇〇年、アメリカには推定三〇万人のモルヒネ中毒患者がおり、その中には、南北戦争に従軍し、戦争中に怪我や病気で治療を受けたのをきっかけにこの鎮痛薬の中毒となった退役軍人も多かった。それがごくありふれたことであったため、人々はそれを「軍人病」と呼んだ。第一次世界大戦の頃になると、医学界がとうとうモルヒネの持つ強力な依存性を認識し、「依存症」という言葉が広く使われるようになった。

医師は麻薬を、いわゆる**医原性の依存症**――医師による治療が原因で患者が依存症に罹ること――が発生する危険性が高いものとして見るようになった。一九二〇年代に薬物依存症治療プログラムの参加者を対象に行われた調査は、依存症患者のうち、初めて麻薬を体験したのが疼痛の治療中で、医師の処方によるものだった人が九～二四パーセントであると推定している。

二〇世紀初頭には、医師らには頭の痛い別の問題があった。一九一四年、連邦政府は、アメリカ初の麻薬取締法であるハリソン法を制定した。これは本質的には課税と記録管理について定めた法律だったが、制定から五年経った一九一九年には連邦最高裁判所が、ハリソン法は麻薬依存症患者に対する麻薬の処方を禁じるものであると解釈する意見書を発布し、一九三〇年代後半になる頃には、二万五〇〇〇人を超える医師がハリソン法違反で告訴されていた。

医師らはそれでも、ひどい痛み、とりわけがん患者が経験する激しい苦痛に対してはモルヒネを処方し続けた。だが、たとえ死期の近い患者でもモルヒネの依存症になる危険性があるという医学的見解は、モルヒネの使用に影響を与え、がん患者に、激しい苦しみを不必要に味わわせることになった。一九九〇年代というごく最近まで、医師の多くはがん患者に対し、いわゆる「PRNベース」でモルヒネを処方した――「必要に応じて」を意味するpro re nata というラテン語を略したものだ。

モルヒネの鎮痛作用の継続時間は通常四時間ほどで、必要に応じて投与するというやり方だと、がん患者は、痛みが再発したときにその都度次の投薬を求めることになった。問題は、たとえがん患者が薬をくれと嘆願しても、激痛に叫び声をあげても、すぐには薬が与えられないということだった。医師や看護師の中には、患者の必死の要求を耳にしても、それを助けを求める声ではなく、薬物乱用の容疑者が薬を欲しがる言い訳ととる者もいた。麻薬に対する医学的・社会的なスティグマが蔓延していたがために、医師や患者の中には、痛みはじっと耐えるのが正しいと考える者がいたのである。「必要に応じて」治療されるがんの痛みは一気に悪化することがあり、それを抑えるのに必要なモルヒネの量は、患者の意識を朦《もう》朧《ろう》とさせた。

このゾッとするような状況が発端となって、ホスピス・ムーブメントと呼ばれるものが誕生した。その初期の支持者に、イギリス人医師シシリー・ソンダースがいる。一九六七年、ソンダース医師は、死を間近にした患者のケアを専門とする初めての施設、セント・クリストファーズ・ホスピスをロンドンに開いた。彼女には、不治の病を持つ患者は、殺風景な病院ではなく、居心地の良い環境、できれば自宅で、尊厳に満ちた死を迎えるべきである、という信念があった。また、人生の最後はできるだけ痛み・苦しみのないものであるべきとも考えていた。

ホスピス・ムーブメントがアメリカに上陸したのは一九八〇年代初期だった。その頃までにはすでに、いくつかの病院ではがんの治療においてモルヒネをより積極的に使い始めており、特に有名なところでは、ニューヨーク市にあるメモリアル・スローン・ケタリングがんセンターがあった。この病院の専門医たちは、がん患者には、患者が求める場合だけでなく定期的にモルヒネを投与し、血中の鎮痛剤濃度を一定に保って、「PRNベース」のやり方で痛みが激しく増減するのを防ぐべきだと考えていた。彼らが行った大規模なモルヒネの処方から明らかになったのは、医学界での通念とは異なり、がん患者に高用量のモルヒネを投与しても、患者は依存症になったり薬物乱用者が味わうような陶酔感を感じたりはしないということだった。やがて、スローン・ケタリングがんセンターのような病院での治療のやり方が、全米のがん性疼痛の治療法を変えていった。

同時にこのことは、疼痛治療の専門医たちにとってはさらに大きな問題に、人々の関心を集めることとなった。がんとは無関係の激しい痛み、あるいは慢性の非悪性疼痛に対する治療法の不足である。ある推定によれば、腰背部痛、関節炎、鎌状赤血球貧血その他、多種多様な疾患に苦しむそうした患者は、慢性的に痛みを感じている全患者の八〇パーセントを占めている。

一九八〇年代の半ば、ラッセル・ポートノイが医師としてのキャリアを始めようとしている頃、疼痛治療の専門医は慢性痛の治療のため、手術、コルチゾン注射、あるいはバイオフィードバックやエクササイズといった代替療法を含む、さまざまな方法を使っていた。どのように麻薬を使うべきか、そもそも麻薬を使うべきか否かについては激しい論争があった。

痛みの出どころが明確でないまま慢性の疼痛を味わっている患者は、身体的・心理的・感情的な問題が複雑に絡まり合っている、と一流の疼痛治療専門家の多くは考えていた。彼らはまた、常に麻薬性鎮痛薬を摂っている患者が、ゾンビのように薬漬けになり、薬物乱用者、あるいは依存症になることを懸念していた。麻薬は身体に生来備わっている痛みと闘う機能を抑制し、ある種の痛みを助けるどころか悪化させる場合もあることを示すエビデンスさえあった。

医薬品に頼らないやり方を好む者はしばしば、疼痛患者を、痛みを口実に仕事をサボろうとしているか、他人を感情的に操ろうとしているか、薬物を手に入れようとしている精神異常者とみなした。たとえば、痛みの相談で最も多い腰背部痛は、第二次世界大戦以前にはめったに診断されない疾患だったが、一九八〇年には、医師の診察を受けるすべての患者のうちの五パーセントを占めていた。専門家の一部は、この腰背部痛の大流行は神経の疾患や肉体的な怪我とはあまり関係がなく、仕事に関連したストレスと不満によるものだと考えたのである。

不満を抱える社員は、比較的軽い怪我をした後、職場に戻るよりも病欠の期間を引き延ばしたがるのであり、家にいる期間が長引けば長引くほど彼らのうつはひどくなり、痛みに対する感受性が高まる、というのが彼らの見解だった。民事訴訟や従業員賃金委員会を通して多額の金銭的見返りが得られることも一因と考えられていた。訴訟を起こしている疼痛患者の集団のうち、半数以上は痛みの原因が身体的なものではなく感情的なものであることがわかると、ある研究者はこの現象を「慢性痛訴訟」と呼んだ。

一九七〇年代から一九八〇年代にかけて、多くの専門医が、強い痛みの治療のための学際的なアプローチを提唱した。ワシントン州立大学とマイアミ大学の附属病院ではそうしたやり方に基づいた治療プログラムが提供された。このプログラムに参加する患者は、病院の入り口でそれまで使っていた鎮痛薬――ときには買い物袋いっぱいの――を破棄する。そして、離脱症状が起きないようゆっくりと麻薬を減らすと同時に、理学療法、心理療法、その他、行動修正を含むさまざまな手法を取り入れた治療プログラムを受けた。患者は毎日数時間、ストレッチをしたり、エアロビクスや水泳といった体力増強のためのエクササイズを行った。疼痛患者の多くは、将来的に起きる痛みの発作を予期することから来る不安感にさいなまれるので、これも依存性のある精神安定剤の代わりに、リラックスの仕方やストレス管理のテクニックを教わった。

これが、ラッセル・ポートノイが研修医となった一九八一年当時の疼痛治療の状況だった。ポートノイを指導したロナルド・カンナー博士は疼痛治療推進の活動家で、メモリアル・スローン・ケタリングがんセンターで働いたことがあり、アメリカの医師の多くは「オピオフォビア（オピオイド恐怖症）」に陥っている、と考えていた。オピオフォビアとは、オピオイドの依存性に対する理不尽な恐怖感を指す、麻薬推進派による造語である。

カンナーは、ポートノイが自分の熱心な信奉者であるだけでなく、世界に通用する優秀な研究者であることを見抜き、すぐさま彼を議論の渦中に引き込んだ。カンナーはブロンクス地区の電話帳をポートノイに渡し、地元の薬局に電話して、モルヒネ、ディラウディッド、パーコセットなどの、スケジュールⅡに分類される麻薬のうち在庫があるのはどれかと尋ねるよう命じた。すると、ブロンクスの薬局には麻薬性鎮痛薬はほとんどないことがわかった――それらが滅多に処方されないことと、強盗が入るのが怖いというのがその理由だった。

間もなく、他の医師が疼痛の患者にポートノイを紹介するようになった。さまざまな形の疼痛について学ぶにつれ、ポートノイは、患者の疼痛を緩和するのがいかに難しいかということに気づいた。鎌状赤血球貧血を患う三五歳の黒人男性患者は、発作が起きるたびに病院に行き、緊急治療室の医師が鎮痛薬数錠をくれるまで何時間も痛みに耐えざるを得ないと言った。ポートノイは、男性が家にパーコセットを持っていられるよう処方箋を書いた。男性は泣き崩れ、それまで自分を信頼してくれた医者は一人もいなかったと言った。

それからポートノイは、マンハッタンのアッパー・イーストサイドにあるメモリアル・スローン・ケタリングがんセンターの研究員になった。このセンターは、特に疼痛の治療に特化した部門をアメリカで初めて作った病院であり、この分野に多大な影響力を持つキャスリーン・M・フォーリー博士を責任者に選んでいた。

医師の中には、数多くの患者ががんに最後の抵抗を試みて敗北する場所であるこの病院で働くのは辛いと考える者もいた。フォーリー率いる小さなチームで研究員として働くポートノイは、患者を楽にすることが自分の任務であると考えた。腫瘍科の医師ではない彼の役割は、がんの進行を止めようとすることではなく、がんに苦しむ者の生活を今よりも耐えやすいものにすることだった。

「私たちは善人役だったんですよ」と、ずっと後年になって彼は言った。

「私たちはがんと闘う必要はなく、闘いに負ける、と感じることもなかった。転移がんのある患者の病室に入ると、家族が絶望に打ちひしがれている。でも部屋を出るときには、何か彼らの役に立つことができたわけですから」

一九八〇年代半ば、ポートノイをはじめとする医師らは、MSコンチンと呼ばれる新しいがん性疼痛の治療薬を使い始めた。MSコンチンを販売していたパーデュー・フレデリックという会社は、一〇年後にパーデュー・ファーマを創設してオキシコンチンを販売するようになる。MSコンチンはモルヒネの徐放剤で、作用時間が長く、腸内出血や肝臓障害の原因となり得るアスピリンやアセトアミノフェンといった添加剤が含まれていないことから、がん専門医はそれを気に入っていた。

ポートノイは、がんではない慢性疼痛の患者も治療しており、一九八六年には『非悪性疼痛に対する麻薬性鎮痛薬の慢性投与』と題したキャスリーン・フォーリーとの共著論文を発表した。これは、腰背部痛や顔面痛などさまざまな種類の疼痛を含むメモリアル・スローン・ケタリングの患者わずか三八名を対象としており、学術的な水準という意味では限定的なものだった。だが、がんの治療で名高い病院のお墨付きということでその影響は大きく、この論文はポートノイの医師としてのキャリア、また**疼痛管理ムーブメント**として知られるようになった動きの科学的な出発点となったのである。

この論文の意図するところは、患者への思いやりだった。ポートノイは論文の中で、慢性疼痛患者の中には、他の方法で痛みが緩和されず、強力な麻薬の長期的な使用が奏効する可能性がある「部分母集団」が存在すると主張した。がん患者に使っても安全であることがすでにわかっている薬だ。「麻薬による維持療法は、安全かつ有益で、難治性の非悪性疼痛があり薬物乱用の履歴のない患者にとっては、手術、あるいは無治療よりも思いやりのある代替療法となり得る、というのが我々の結論である」と、ポートノイとフォーリーは述べている。

ポートノイは間もなく、このメッセージを広めるために医学的な講演活動を始め、製薬企業、あるいは製薬業界の支援を受けているダンネミラー財団の依頼で講演をするようになった。初めのうち、オピオイドの使用を増やそうという彼の主張は歓迎されなかった。学際的な治療法を擁護する専門家は彼を製薬業界の広告塔とみなし、強力な麻薬は患者の痛みを抑えはしても、実際に身体機能が改善される患者はほとんどいないと主張した。

だが、新世代の疼痛専門医たちの意見は違った。彼らの多くは、絶え間なく続く激しい痛みを軽減させることはそれ自体が立派な目標であると考えており、ポートノイの講演は、彼の評判が高まるにつれて大きな聴衆を集めるようになった。彼の講義に出席したある疼痛専門医によれば、「急進的なやり方を最初に言い出した人の話を聞きたがる人は大勢いる」のである。

一九八六年の論文はポートノイにとってはほんの始まりにすぎなかった。その後の数年間に、彼はフォローアップとして一連の論文を書き、製薬企業やオピオイドの推進派は、麻薬性鎮痛薬の使用増強を推す際に、データとしてそれらを引用した。

論文の中でポートノイは、一九二〇年代に研究者らが指摘した依存症発生率の高さは誤解を招くと主張した――なぜならそれは、薬物依存症治療プログラムに参加している患者という偏った母集団を調査対象としていたからである。実際はそうではなく、治療の一環として麻薬を投与された疼痛患者に注目すれば、その薬の依存症になる危険性はほぼなくなる、と彼は主張した。この件に関するデータは乏しかったが、ポートノイは、自分の主張を裏付けるために三つの論文を使った。その後、この三つの論文とそれらが明らかにしたとされる知見は、オピオイド推進派と製薬会社によって何百回となく引用され、疼痛管理ムーブメントによって、一種の科学的三種の神器と目されるようになった。

三つの論文のうちの一つは、一九八〇年に一流の医学学術誌『ニューイングランド・ジャーナル・オブ・メディスン』誌に掲載されたもので、入院患者における麻薬の使用と依存症を分析していた。二つめは一九七七年に『Headache（頭痛）』誌に掲載され、慢性頭痛の患者による麻薬性鎮痛薬の使用を検証した。そして、別の学術誌『Pain（疼痛）』の一九八二年号に掲載された三つめの論文は火傷の患者に関するもので、死んだ皮膚を生きた組織から引き剝がして皮膚の再生を促す、創面切除という激しい痛みを伴う治療を受ける際に、麻薬性鎮痛薬を与えられた場合についてのものだった。

ポートノイによれば、三つの論文は、それまで薬物を乱用したことがない患者は、オキシコンチンのような強力なオピオイドを使って治療しても、依存の危険性はまったくないか、あってもごくわずかであることを強く示唆していた。最初の論文では「入院患者一万一八八二人中、依存症はわずか四例」だったし、慢性頭痛患者に関する論文では「二三六九件の症例のうち問題があったのは三例」にすぎず、創面切除の前にオピオイドを投与された患者でも、問題発生率は同様に低い、とポートノイは言うのだった。

ずっと後になって、パーデュー・ファーマおよび彼らと結託した医療組織は、この三つの論文とポートノイがそれらについて述べたことを、オキシコンチンのような強力な麻薬によって患者が依存症になる危険性は一パーセント未満であるという自分たちの主張の根拠として挙げた。だが実際にはこれらの論文は、一つひとつをとっても全体としても、**麻薬を長期的に使用しても安全だという科学的エビデンスは一欠片《かけら》も含んでいなかった**のである。

ポートノイらによれば「一万一八八二人の入院患者のうち、依存症になったのは四例にすぎなかった」と書かれている、『ニューイングランド・ジャーナル・オブ・メディスン』に掲載された論文は、実は論文ですらなかった。

この数字は、一九八〇年に、ハーシェル・ジック博士とジェーン・ポーター博士という二人の研究者がニューイングランド・ジャーナル・オブ・メディスンに提出したレター［訳注：原著論文に比べると小さい問題や現在進行形の研究成果が記載される書面］に書かれていたものなのだ。二人は、オピオイドだけでなく数十種の処方薬について、その副作用をより明確にすることを意図した、「ボストン共同薬物監視プログラム」と呼ばれる取り組みを指揮していた。

二人の研究はまた、入院中の患者だけを観察対象としており、退院後の患者は監視されなかったので、薬を長期的に使用した場合の安全性や危険性とは何の関係もなかった。ジック博士は後年、自分とポーター博士が麻薬の使用に関するこうした数字をニューイングランド・ジャーナル・オブ・メディスンにレターとして提出したのは、それが論文と呼べるほどの内容ではなかったからだと述べている。さらに彼は、彼らの研究からは麻薬の長期使用に伴うリスクについては何も結論できないし、自分の研究について誤解を生むような主張を展開したポートノイからも他の誰からも、事前の連絡はなかったと付け加えた。

頭痛患者に関する論文についても、ポートノイらの説明は誤っていた。この研究は、シカゴにあるダイアモンド頭痛クリニックという施設で、このクリニックの患者二三六九人を対象として行われたものである。ポートノイらはその大きな母集団中「問題のあった患者はわずか三人だった」と言っているが、それは事実には程遠かった。問題のあった三つの症例はもっとずっと小さい母集団で起きたものであり、その六二人は、鎮痛薬、または鎮痛薬とバルビツール酸塩の組み合わせを、クリニックでの診察の前に最低六か月以上継続使用していたために、別のグループとして分析されたのである。問題のあった三人の患者はこのグループの五パーセントにあたる。またポートノイは、頭痛に関するこの論文を優れているとしながら、その結論は引用していない。論文には「慢性頭痛の患者には、依存と乱用の危険性がある」と書かれ、頭痛患者に対する麻薬の使用についてははっきりと警告しているのである。

後年、オキシコンチンがリー郡のようなところにひとしきり被害をもたらしたずっと後になって、ポートノイは、この論文を正しく引用しなかったことを用心深く謝罪した。オピオイドに対する否定的な考え方を減少させ、疼痛患者がより良いケアを受けられるようにするための「物語」を創りたかったのだ、と言うのだった。だが、疼痛管理ムーブメントを積極的に擁護していた頃、彼はしばしば、オピオイドは長期的に使っても安全だとはっきり明言していたのである。「オピオイドは長期的に使用でき、副作用もほとんどなく、依存や乱用の問題も起きないということを示す科学的な情報が増えています」と、ポートノイはある新聞の取材で述べている。

ポートノイが彼のオピオイド論を展開していた一九九〇年代初頭、医療界に、疼痛治療の仕方を変える必要があったことは疑いない。医師の多くは、疼痛とその管理については医大でたった一時間の教育を受けただけだった。医師はまた、薬に依存する患者が出る可能性を危惧し、強力なオピオイドをなかなか処方しようとしなかった。

一九九一年にウィスコンシン大学の研究者が各州の医事委員会（医師免許の所轄機関）に所属する医師を対象に行った調査によれば、オピオイドによる治療を肯定したのは一二パーセントにすぎなかった。一部の患者集団、特に高齢者と新生児の激しい疼痛に対する対処法は、野蛮と言っても差し支えのないものだった。一九八〇年代半ばまで、外科医は重篤な病状の新生児に、鎮痛薬を使わずに手術を行っていた――新生児は鎮痛薬を忍容できず危険であると考えられていたためだ。

疼痛のある子どもたちは長年、適切な投薬治療が行われなかった。一九九一年、ある小児科の疼痛専門医はロサンゼルス・タイムズ紙に、「病院で麻酔なしに子どもたちに行われている治療を見たら、たいていの大人はショックを受けると思いますよ」と語っている。

疼痛管理ムーブメントのリーダーたちに促されるようにして、政府は間もなく疼痛ケアの改善を指示し始めた。たとえば一九九二年には、アメリカ公衆衛生局の保健政策研究部門が新しいガイドラインを公布し、手術によって引き起こされる激しい疼痛に対して、強力な麻薬性鎮痛薬をより積極的に使うよう病院に要請した。公衆衛生局の最高幹部、ジェームズ・

O・メーソン博士は、「『疼痛は人格を高めるために必要』『幼い子どもは痛みを感じない』『高齢者は痛みに対する忍耐力が強い』『手術後に麻薬鎮痛薬を使うと依存症になることが多い』といった、誤った『文化的』思い込みを払拭するために、新しい提言が必要だった」と述べている。

オピオイド推進派は同時にまた、もう一つの重要な活動も開始した。つまり、強力な鎮痛薬をもっとふんだんに処方することを推奨するよう、州議会議員や医事委員会の説得を始めたのである。一九八九年のテキサス州を皮切りに、重篤な慢性痛の治療には強力な麻薬が有効であることを具体的に示す法律を制定する、あるいはそのような医療ガイドラインを導入する州が増えていった。オピオイド推進派はずいぶん以前から、麻薬捜査官や医療規制当局が、大量の鎮痛薬を処方する医師に対して理不尽な取り締まりを行っているため、新しいルールが必要だと主張していた。

どんな啓発活動も、闘う相手が必要だ。疼痛管理に関する活動家たちは以前から、医師が自由にオピオイドを処方するのを阻むすべての法律、すべての機関、すべての制御機構を自分たちの敵とみなしてきた。規制物質を処方する医師を監視するために一部の州が使っているデータベースもその一つだった。「**処方箋監視システム**」と呼ばれるものだ。

一九九〇年代半ば、このシステムが存在するのは一四州にすぎなかったが、警察当局はそれを使って、異常に大量のオピオイドを処方している医師を特定した。中には単に、その医師の専門分野が処方量に反映されているにすぎないケースもあったが、鎮痛薬の大量処方はその医院が「ピル・ミル」になっている印である可能性もあった。ニューヨーク州のように、モルヒネやオキシコドンなど、スケジュールIIに指定された麻薬の処方を監視している州は、処方薬の乱用が蔓延したことがきっかけでこうしたシステムを導入している。

製薬会社と、医師を代表する事業者団体である米国医師会はともに、医師の処方を監視することには随分以前から猛烈に反対していた。一九九〇年代に疼痛管理ムーブメントが勢いを増すと、オピオイド推進派が反対運動の先頭に立ち、処方を監視すれば、医師らは警察当局に目を付けられるのを恐れて「萎縮」し、正当な薬の処方をしなくなる、と主張した。

処方の監視に対する反対運動の指導的立場にいたのは、ウィスコンシン大学のシンクタンクに勤めるデヴィッド・E・ヨランソンだった。もともとは「疼痛治療グループ」と呼ばれていたこの研究機関は、後に名称を「疼痛および政策研究グループ」に変更した。ヨランソンは以前、ウィスコンシン州の規制物質管理委員会を管理していた。一九八〇年代の終わりに、がん性疼痛に対するケアを改善させることを目的として関わるようになった組織である。その後間もなく彼は政府の職を辞し、疼痛ケアの啓蒙活動に専念するようになった。その活動の中には、いまだにモルヒネに対するタブーが残る発展途上国における、より良いがん性疼痛ケアの促進も含まれていた。

一九九〇年代初期に書かれた一連の論文の中でヨランソンは、医師の処方を監視することが取り締まりに役立つという証拠がないにもかかわらず、そのことによって、必要としている患者に対する麻薬性鎮痛薬の処方を医師が制限していると述べた。ヨランソンは公には、法律遵守と疼痛患者の必要性のバランスをとれる監視の仕方を支持すると言った。だがオピオイド推進派たちは、「バランス」という言葉を自分たちの目的に都合が良いように使った。

たとえば、処方箋の監視に対する医師からの苦情に応えて、いくつかの州が書面による記録から電子データによる記録に切り替えようとしたとき、ヨランソンはそれにも反対したのである。「このような処方記録の記入を義務付けることは、疼痛患者のための必要最小限の量を超える規制物質を注文すると警察や医師免許管理組織から不必要な注目を浴びかねない、という明確なメッセージを医師に送ることになる」と、一九九三年発行のオピオイド推進派学術誌『疼痛学会報』の中でヨランソンとその共著者は述べている。

当時、製薬業界に批判的な啓蒙団体「ヘルス・リサーチ・グループ」のシドニー・ウルフ博士をはじめ、医療の専門家の中には、処方の監視が医療を「萎縮」させるというヨランソンらの主張を裏付ける証拠はほとんどない、と反論する者もいた。だが一九九〇年代半ばになると、疼痛管理ムーブメントの勢いは強くなり、州と連邦レベルの両方で処方箋監視システムを作ろうという議会の取り組みを潰すのに十分だった。

この頃になるとマスコミもまた、疼痛管理ムーブメントのメッセージを一般大衆に伝えるようになっていた。一九九七年春、わずか二か月の間に、『USニューズ&ワールド・レポート』誌は「思いやりの本質」と題された記事を、『フォーブス』誌は「モルヒネについての誤解」という記事を掲載した。一部のジャーナリストは、ポートノイが引用する三つの論文が実際には何を言っているかを検証もせず、そこからのデータを、麻薬性鎮痛薬には患者が依存症になるリスクはほとんどないということを示していると吹聴した。

中には、疼痛との闘いを大げさに取り上げ、医学界の「誤った通念」、押し付けがましい規制、あるいは政府の薬物取締官による干渉によって、切実に薬を必要としている患者が薬を手に入れられなくなっている、と書き立てる者もいた。一九九七年、雑誌『プレイボーイ』は、「勝てる戦《いくさ》が必要」なアメリカ政府が「医師の診療所を弾圧した」と書いた。記事には続けてこう書かれていた。

アメリカ各地で、麻薬取締局と与《くみ》する各州の取締官たちが、麻薬が医薬品として処方されるところではすぐに流用が始まる、という仮定の下、疼痛クリニックに対する監視の目を光らせている。それによって政府は、疼痛患者全体を犯罪者扱いしているのであり、恐れをなした医師らは患者を見放した。

だがマスコミは、科学の誤用と、疼痛管理ムーブメントと製薬業界の間にあるさまざまな金銭的繋がり、という重要な点を見落としていた。

製薬業界の金は、ラッセル・ポートノイのような研究者の研究を援助するだけでなく、コンサルタントその他、オピオイドの処方を増やすことを推奨するほぼすべての疼痛管理専門家の活動を支援していたのである。製薬会社はまた、疼痛財団のような「患者」啓発団体や、疼痛管理の専門医を代表する主要二団体、米国疼痛学会（APS）と米国疼痛医学学会（AAPM）に多額の援助金を提供した。一九九七年だけでもパーデュー・ファーマは、この二つの団体が合同で組織した委員会に対し、強力な麻薬をより広く医療に利用することを推奨する報告書の作成費用として五〇万ドルを提供している。

製薬会社はまた、ウィスコンシン大学でデヴィッド・ヨランソンが組織した「疼痛および政策研究グループ」にも資金を提供した。このグループは、ロバート・ウッド・ジョンソン財団などの非営利団体からも支援を受けてはいたが、資金の大部分は、オピオイドを製造するヤンセン製薬、クノール製薬、オーソ・マクニール製薬などから拠出された。そうした製薬業界の資金提供企業の中でも最も気前がいいのがパーデュー・ファーマで、ヨランソンの組織には何十万ドルという金が支払われたのである。

オピオイドの推進派とパーデュー・ファーマのような企業の間には、経済的な繋がり以上に強いイデオロギー上の繋がりがあった。

麻薬をもっと積極的に使うことを求める疼痛専門医の多くは、パーデュー・ファーマを、営利を求める企業としてではなく、高潔な社会的大義、つまり疼痛治療の改善を推し進める同胞として見ていたのである。

メモリアル・スローン・ケタリングがんセンターでラッセル・ポートノイの同僚だったキャスリーン・フォーリーは、一九九六年のインタビューの中で、「彼らは教育における私たちの仲間だと思っています」と述べている。「教育をしたがったのは、政府でも、国立がん研究所でもなく、疼痛管理の改善を望む製薬企業だったのです」。オキシコンチンの乱用が爆発的に広がったときも、疼痛治療の専門医たちはこうした繋がりをなかなか断ち切れなかった。

米国疼痛学会のような事業団体の活動路線が、疼痛治療に薬理学的なアプローチを反映させる方向に変わっていくのを、多くの医師が呆然として見守った。臨床精神科医の一人は「米国疼痛学会（American Pain Society）は頭文字を取ってＡＰＳと呼ばれるが、むしろ米国製薬協会（American Pharmaceutical Society）と呼ぶべきだ」と言った。

慢性の疼痛に対して薬を使わないアプローチを推奨する人々の影響力が弱まったのには、他にも理由があった。調査の結果、マイアミ大学などで行われていた学際的な治療プログラムを受けた患者は、症状はいったんは改善するものの、再発率が高いことがわかったのである。また当時はマネージド・ケア（管理型医療）の最盛期でもあり、疼痛を治療する医師にもまた、心理療法士と同様の経済的圧力がかかっていた。保険会社は、処方薬代は喜んで支払っても、学際的治療センターで行われる、ときに費用が二万ドルにもなるセラピーやリハビリテーション療法には支払いをしたがらなかったのだ。

異論を唱える声もいくつかあった。

たとえば一九九六年に『Journal of Pain and Symptom Management（疼痛と症状管理）』誌に掲載された論文では、疼痛治療専門医の一人であるデニス・ターク博士が、相反する専門医たち――学際的アプローチ推進派とオピオイド推進派――の考え方はどちらも間違いであると主張した。なぜなら彼らの視点はいずれも、少数の独特な特徴を持つ患者集団によって形作られたものだからである。学際的アプローチの信奉者は、治療が非常に困難な症例の患者に麻薬が効かなかったからと言って麻薬を不当に否定している、というのがタークの意見だった。と同時に彼は、オピオイド推進派もまた、同じように限られた一部の患者集団――がん患者――に対する治療の経験を、疼痛に苦しむ幅広い患者に当てはめようとしている、とも警告した。

同誌の同じ号で、薬物依存症についての権威であるダートマス大学医学部教授セドン・R・サヴェッジ博士は、これとは異なる警鐘を鳴らしている。一般集団における薬物乱用者の比率――三パーセントから一六パーセントで、最も頻繁に引用されるのが一〇パーセントという数字は、強力な麻薬を長期にわたって使用する疼痛患者にも当てはまるのではないか、というのが博士の主張だった。博士はまた、オピオイドを使う期間が長ければ長いほど、疼痛患者が依存症になる危険性は高まるとも指摘した。一九六六年の論文でサヴェッジは「オピオイドの医療利用に関するすべての懸念を見当違いで片付けたい気持ちはわかるが」と述べ、続けてこう言っている。

それは明らかに誤りである。慢性疼痛の治療におけるオピオイド長期使用の可能性を喜んで受け入れた疼痛専門医の多くが、そのような使用に伴う予期せぬ結果に驚いている。これは、急性およびがん性の疼痛の治療においては見られなかった現象である。なぜなら、いずれの集団についても臨床的変数が大きく異なるからだ。昔からオピオイドの使用が警戒されてきたのは根拠のないことではないのである。

ラッセル・ポートノイが、当時コネチカット州ノーウォークにあったパーデュー・ファーマの本社を訪れたのは一九九〇年頃のことだ。彼はパーデュー・ファーマの経営陣や研究者と面談し、医師が慢性患者に処方できる強力な長時間作用型オピオイドの開発を奨励した。ポートノイは後に、パーデュー・ファーマの経営陣は彼のアイデアに乗り気でないように見えたと回想している。その理由は単純なことに思えたと彼は言っている――その当時は、医師も患者も、パーデュー・ファーマのMSコンチンのような長時間作用型オピオイドは最後の手段として用いるものと考えており、薬には不治の病に伴うスティグマが付き纏っていたのだ。

「彼らからは、その後連絡はありませんでした」とポートノイは言った。「リスクが大きすぎる、イメージが悪すぎるのだろうと思いましたよ」

だが実は、後にオキシコンチンと呼ばれることになる薬のアイデアは、ポートノイが訪問する前からすでにパーデュー・ファーマの開発計画にあったのだ。そしてパーデュー・ファーマは間もなく、麻薬に対する医師の考え方を変えるための一大キャンペーンを開始する。このキャンペーンの下地を作ったのはポートノイだったが、パーデュー・ファーマの所有主であり、ほとんど世に知られていなかったサックラー一族は、このキャンペーンになくてはならないものをもたらした。彼らは医薬品のマーケティングに熟達していたのである。

後年、オキシコンチンの宣伝のために雇われた営業担当者の一人は、パーデュー・ファーマの創設に寄与したサックラー家の三兄弟の一人、**レイモンド・サックラー**博士との初めての面談について回想している。そのときサックラーはすでに八〇歳だったが、新しく雇った社員とは会うよう努めていたのである。この営業担当者との面談中、レイモンド・サックラーは、オキシコンチンの販売予測と、それがパーデュー・ファーマを製薬業界の大手に押し上げるであろうことを熱心に語った。

「オキシコンチンがあれば月にだって手が届く」と彼は豪語した。

THREE デンドゥール神殿の秘密

レイモンド・サックラーがオキシコンチンに期待を寄せる四〇年前、彼の長兄である**アーサー・M・サックラー**博士は、米国上院議員たちを前にして座っていた。一九六二年、誤解を招くような謳い文句や販売戦術を用いた医薬品の宣伝について調査する公聴会に、証人として召喚されたのである。

現在は、製薬会社が処方薬の広告宣伝を行い、医師に直接販売するのは当たり前のことになっている。だが一九六二年にはそうしたやり方が導入されたばかりで、それが虚偽の宣伝と医療の腐敗に繋がるという批判があった。アーサー・サックラーは、医薬品のマーケティングを専門とする広告代理店の最大手、ニューヨークにあるウィリアム・ダグラス・マクアダムス社の代表だった。だがこの代理店は単に、製薬業界の宣伝活動をサックラーが牛耳っているすことを最も明らかに示す象徴的存在にすぎなかった。彼が利害関係を持つビジネスのネットワークは非常に膨大かつ複雑で、その全体像が詳《つまび》らかになったのは彼の死後である。

アーサー・サックラーは、尋常ならぬ意志の強さを持った複雑な人物で、彼の友人や取り巻きは彼を、科学に対する情熱と起業家的な先見性によって複数のキャリアを同時にこなす万能の才人、と褒めそやした。彼は医学部在学中にすでに、医薬品の広告のコピーライターとして雇われていた。その後、大手の精神医学研究所の所長をしながら医薬品のマーケティング会社の役員を務めたこともあった。

一九四〇年代以降、サックラーは、医薬品の製造、マーケティング、広告、販売のあらゆる側面を網羅する広大な製薬業界を作り上げた。彼の広告代理店が処方薬の広告キャンペーンを展開する一方で、サックラーは世界でも指折りの製薬会社のコンサルタントとして、彼らの医薬品が治療薬として適応される疾患を定義するのに力を貸した。また、新薬に関する研究論文を掲載する一連の学術誌を支配下に収め、彼が広告を担当する顧客企業の製品に好意的な論文を掲載した。彼が所有する隔週刊の業界紙『メディカル・トリビューン』は、アメリカ全土の一六万八〇〇〇人の医師に無料で配布され、広告主である製薬会社の主張に同調する意見を掲載することがしばしばだった。

サックラーはまた、顧客が、医師や、薬の最終的な消費者である患者に声を届けるための、広告よりも目立たないが広告と同じくらい効果的な新しい販路を開発した。やがて至るところで目にするようになる医薬品の宣伝方法、「**インフォマーシャル**」である。一九六〇年代には、彼が経営するさまざまな会社が「記事」を書き、新聞その他の出版物に無料で提供したが、それらは実際には、顧客である製薬会社の製品の広告だった。後にパーデュー・ファーマは、オキシコンチンの販売促進にこの戦略を使い、疼痛治療の不十分さを強調する「調査」結果をばら撒いた。

一九六二年に米国上院に召喚されたアーサー・サックラーを待っていたのは、伝説の上院議員として有名なテネシー州選出の民主党議員、エステス・キーフォーヴァーという強敵だった。同年、出生異常の原因となる催眠薬サリドマイドの危険性についての最初の警告を公に発していたキーフォーヴァーは、製薬業界による医薬品のテストと販売の手法に対する批判の先頭に立っていた。サックラーを尋問中、キーフォーヴァーは、販売促進のためのニュース記事を配信する、メディカル・アンド・サイエンス・コミュニケーションズ・アソシエートという小規模な広報会社とサックラーの関係を尋ねた。

サックラーは、ウィリアム・ダグラス・マクアダムスがメディカル・アンド・サイエンス・コミュニケーションズ・アソシエートと取引をしていることは認めたが、ニューヨークのレキシントン・アベニューにあるメディカル・アンド・サイエンス・コミュニケーションズの住所が、彼の広告代理店の住所とたまたま同じではあっても、自分がメディカル・アンド・サイエンス・コミュニケーションズの活動に影響力を持っているということは断固として否定した。「メディカル・アンド・サイエンス・コミュニケーションズの株を所有したことはないし、役員だったこともない」とサックラーは断言した。

厳密に言えば、彼の証言は正確だった。メディカル・アンド・サイエンス・コミュニケーションズの企業情報文書には、サックラーは役員としても株主としても記載されていない。だが実際には、この会社の唯一の株主は、サックラーが生涯に結婚した三人のうちの最初の女性、エルザ・サックラーだった。アーサー・サックラーが、自分自身の関与を隠すために妻や子ども、あるいは仕事の関係者の名前を企業情報文書に載せるのはよくあることだったのだ。

サックラーは上院での証人喚問を無傷で乗り切り、彼の評判に傷がつくこともなかった。彼は自信たっぷりに質問に答え、医療業界での豊富な経験――研究施設の経営、六〇本の学術論文、権威ある組織の会員であること――を、自分の広告代理店が制作する広告は誇張ではなく科学的知見に基づいたものであることとの証拠として、頻繁に引き合いに出した。心の中では官僚や議員を軽蔑しながら、彼は自分の商取引に関する詳細を秘密にしておくことに成功した。マーケティングの天才であった彼らしく、アーサー・サックラーはある幻想を作り出し、そして姿を消したのである。

パーデュー・ファーマを創業したサックラー家の三兄弟は揃って秘密主義者だったが、誰もが一家の長と認めるアーサーは特にそれが顕著だった。彼は一つの指針に従って生き、一つのルールに従って行動した——彼自身が定めるルールだ。企業情報文書や会社のレターヘッドに誰の名前があろうが、アーサーは自分の世界のすべてを支配した。ときには弟のモーティマーとレイモンドさえも。

「私にとってはアーサーの言うことがすべてでした」——アーサーの死後、ウィリアム・ダグラス・マクアダムスの幹部は、彼とアーサーの弟たちの間にあったビジネス関係を弁護士に説明する際にそう言った。「法的には、いわゆる『関連会社』に分けて扱われるのだろうし、それは合法的な法人なんだと思いますよ。でも実際のところ、私にとっては全部がアーサーの会社でした」

サックラーは晩年、手にした巨万の富を、アジアの骨董品やヨーロッパの青銅の彫刻や見事なマジョリカ陶器などの蒐集に費やし、世界的に有名なコレクションを作った。彼の友人の中には、ノーベル賞を受賞した化学者ライナス・ポーリングもいたし、エジプトの大統領アンワル・サダトやイスラエルの国防大臣モーシェ・ダヤンとは、芸術や政治について語り合った。画家マルク・シャガール、彫刻家イサム・ノグチ、オペラ歌手リチャード・タッカーなど、この時代を象徴する文化人とも交流があった。

現在、博物館、医科大学その他、世界中のさまざまな機関がサックラーの名を冠している。弟らとともに、アーサー・サックラーはニューヨークにあるメトロポリタン美術館の「サックラー・ウィング」の建設に出資した。印象的なガラス張りの展示室にはエジプトのファラオの時代の宝物が収蔵され、中でもデンドゥール神殿が際立っている。二本の柱に支えられた巨大な石造りの神殿で、ニューヨークに搬送され、サックラー・ウィングの中で再建されたものだ。ワシントンDCのスミソニアン博物館には「アーサー・M・サックラー・ギャラリー」があるし、マサチューセッツ州のハーバード大学には「アーサー・M・サックラー美術館」、そして中国の北京大学には、「アーサー・M・サックラー考古芸術博物館」がある。

こうした気前のいい寄付のおかげでサックラーは、彼の貧しい出自に似つかわしくない上流社会に入り込んだのである。東ヨーロッパからのユダヤ人移民の息子である彼は、ニューヨーク州ブルックリンの、当時労働者階級の居住区だったフラットブッシュ地区で生まれ育った。父親は大恐慌時代に事業に失敗し、後に小さな食料品店を開いた。家計を助けるため、アーサーは地元の新聞や雑誌の広告営業をした。一九三三年、彼はニューヨーク大学を卒業し、同校の医学部に進んで医学の学位を取った。

最初から、彼は二つ以上の仕事をやすやすとこなした。一九四四年には、ウィリアム・ダグラス・マクアダムス社の社長になると同時に、ニューヨーク州クイーンズのクリードムーア州立病院で精神科の研修医となった。広告の仕事の成功とともに、彼は精神病院であるクリードムーアでも出世し、最終的には、精神生物学研究所と呼ばれる、病院内の研究センターの所長になった。一九五〇年代になる頃にはすでに、医薬品の広告ビジネスによって、研究所を経済的に支援できるほど裕福になっていた。

ビジネスによる金儲けに惹かれなければ、アーサー・サックラーは卓越した研究者になっていたかもしれない。彼は、精神疾患を化学的見地から理解する初期の研究にも貢献している。一九五〇年代の初頭、彼はクリードムーア州立病院の同僚らとともに、統合失調症患者の血流の化学組成が健常な人のそれとは異なっていることを示唆する数々の論文を発表した。また彼らは、重篤な精神疾患を見つけるための血液検査の方法も開発しようと試みている。

サックラーはまた、現代の医薬品広告業界の生みの親でもあり、数十年経った今でも製薬会社が使っている、マーケティングや広告宣伝のさまざまな手法を開発したり洗練させたりした。かつては製薬会社が医師に向かって薬を直接売り込むということはなかったし、もちろん医学雑誌に広告を載せることもなかった。だがアーサー・サックラーはそれを覆し、その過程で、製薬業界と医療界を変容させたのである。

第二次世界大戦後、サックラーの広告業が軌道に乗った頃、製薬業界は変化の只中にあった。製薬企業は、製造する薬の種類を大幅に増やし、同時にそれぞれの薬の寿命を短くして、それに代わる「新しい」あるいは「改良された」薬を発売できるようにした。それは「特効薬」の時代だった――新しい抗生物質、精神安定剤、向精神薬その他、さまざまな薬が次々と現れ、そのそれぞれが、それまでは治療法のなかった疾患を治療できるという希望を人々にもたらした。

それまでは、新薬を医師に紹介するのは製薬会社の販売員だった。だが一九五二年、アーサー・サックラーは、アメリカ最大の医学雑誌の一つ『米国医師会雑誌（JAMA）』に複数ページのカラー広告を掲載し、ファイザー・ラボラトリー社から発売された新しい抗生物質を宣伝した。主要な医学雑誌に薬の広告が掲載されたのはこれが初めてであり、これを皮切りに、製薬企業と医師が金銭的に深く関わり合う時代が幕を開けたのである。

アーサー・サックラーは、薬の広告、マーケティング、広報活動は、治療に使える薬の品揃えの目まぐるしい変化に医師がついて行けるようにするために重要な役割を果たすと考えていた。一九五〇年代に行われたインタビューの中で彼は、製薬企業が薬の広告に費やす金のうち、直接そのブランドを宣伝するために使われるのは二〇パーセントにすぎず、広告費の大部分は医師の教育のために使われる、と説明している。

「(広告に) 使われる予算の大部分は、まず、情報の提供や教育のためのものです」と彼は言った。「ですから『広告費』という言い方は間違っています。これは『広報』であって、薬を安全かつ適切に使用するためにそれが重要不可欠であることは、自動車を安全かつ適切に使用するために運転と事故予防に関する広報活動が重要であるのと同じです」

医師の教育という名目のもと、サックラーは、薬を売り込む別の方法も生み出した。サックラーに触発されて、ほとんどすべての製薬企業が、医療従事者向けの生涯教育講座に出資するようになる。いわゆるCMEである。これらは医学的な課題についての一時間程度の講義で、同時に新しい医薬品を売り込み、宣伝する手段でもあった。数十年後、パーデュー・

ファーマは、疼痛の治療が不十分であり、医師はオキシコンチンのような長時間作用型の麻薬を使ってもっと積極的な治療を行うことが必要である、というCMEの講座に大金を注ぎ込むことになる。

アーサー・サックラーは、薬を売る新しい方法を生み出したのみならず、アメリカ人の生活が新たな時代を迎えるのにも一役買った——問題を手っ取り早く解決するための薬の登場だ。一九六〇年代には、人を気持ちよくさせる精神安定剤、リブリウムとバリアムが、ジャクリーヌ・スーザンの小説『人形の谷』やローリング・ストーンズのヒット曲『マザーズ・リトル・ヘルパー』に描かれて有名になった。リブリウムとバリアムがアメリカ中の家庭の薬棚やベッドサイドテーブルに常備されるようになったのは、アーサー・サックラーのマーケティングの巧みさによるものであり、この時代に最も成功した広告キャンペーン事例の一部である。

薬理学的には、リブリウムとバリアムはどちらも、ベンゾジアゼピンと呼ばれる薬剤の商標である。どちらも作用は似ており、患者の神経を鎮めると同時に、依存症になる可能性もあった。だが、ベンゾジアゼピンの製造会社であるスイスのホフマン-ラ・ロッシュ社のコンサルタントであったアーサーは、まるでこの二つがまったく違った薬であるかのように巧みな宣伝を展開した。そうすれば医師はこの二つを異なる疾患に対して処方でき、市場の取り合いにならずに済む。彼は、先に発売されたリブリウムを「不安神経症」の薬、バリアムをそれとは別の、彼が「精神的緊張」と呼ぶところの精神的な問題や執着の治療薬として宣伝した。
ホフマン＝ラ・ロッシュ社のアメリカにおける子会社、ロッシュ・ラボ社は、この戦術を用いて双子の精神安定剤を宣伝し、一億五〇〇〇万ドルから二億ドルという、製薬業界では前代未聞の広告費を費やした。一九七三年に出版されたジョン・ペッカネンの著書『The American Connection（アメリカン・コネクション）』に描かれているように、この金は、リブリウムとバリアムのための、医師と一般大衆の両方をターゲットにした前例のないマーケティング・キャンペーンの展開に使われたのである。ペッカネンはこう書いている。

一九六〇年代に製薬業界が精神安定剤のために展開した宣伝広告はすべて、疾患というものの定義をばかばかしいまでに拡大し、日常生活の中で人が経験するありとあらゆる動揺、失望、漠然とした問題のすべてを含めようとするものだった。そのそれぞれが、薬を摂るべき症状とみなされた。そうした広告に述べられた事実そのものは虚偽でなかったとしても、それが言外に語るところはしばしば嘘だった。ロッシュ・ラボ社はその双子の精神安定剤をさまざまな「病気」の薬として売り込んだが、リブリウムとバリアムを同じ病気の治療に勧めることは決してしなかった。だが、医学雑誌に掲載された広告を総合すると、医師が診察室で遭遇するあらゆる症状を網羅することになった。緊張感、不安感、筋肉痙攣、中には「インターバル」と呼ばれるものさえ含まれていた――将来何か悪いことが起こるのではないかと不安に思う時間のことである。頻脈、気が遠くなる感じ、息切れ、生理が来ない、ホットフラッシュ、恐れや気分の落ち込みなどはすべて、精神安定剤、興奮誘発剤、中枢神経抑制剤あるいは抗うつ剤のどれか、あるいはその全部の処方対象だった。あらゆる症状に、化学的な解決方法があったのだ。

そのときすでに裕福だったアーサー・サックラーは、リブリウムとバリアムでさらに巨万の富を築いた。ホフマン-ラ・ロッシュ社との契約により、彼はこれらの薬の売り上げに従ってボーナスを受け取ったのである。ホフマン-ラ・ロッシュ社はこの二つの薬を成功に導いたサックラーに感謝し、将来の広告費の前払いと称して数百万ドルを無利子で融資した。サックラーはその金を即座に株に投資してまた大儲けした。

アーサー・サックラーを叩き上げの成功者と見る者は多かったが、一方で、科学の陰に隠れて利潤を追求する、情け容赦ない、ときに残酷な商売人と考える者もいた。

医薬品広告のあり方を変容させると同時に、彼はまた、激しい論争の的となる厄介な慣行――医師を優遇し、製薬会社の主張を裏付けてくれるコンサルタントや専門家に多額の報酬を払い、建前としては中立の立場である医学関連利益団体に資金を提供し、製薬業界を代弁する出版物を刊行し、科学論文をあからさまにマーケティングに利用する——が始まるのにも一役買った。

彼の広告代理店が使った広告宣伝の手法は、れっきとした科学の産物と言うよりも、製薬業界という無法の未開拓分野を利用するペテン師のそれだった。サックラーの広告代理店は、ファイザー・ラボラトリー社のシグママイシンという抗生物質を宣伝するための冊子を制作し、色々な都市の複数の医師の名刺らしきものを掲載した——あたかもそれが薬の効果を証明しているかのように。名刺には各医師の住所、電話番号、診療時間が記載されていた。だが興味を持ったジャーナリストの一人が広告に登場する医師に連絡を取ろうとすると、そんな医師は存在していないことがわかった。

アーサー・サックラーに雇われたコピーライターたちは、正真正銘の医師や医学研究者の仕事も変化させた。

一九五〇年代、ウィリアム・ダグラス・マクアダムス社が制作して医師に配布していた無料週間ニュースレターに、「ハッピー・ベイビー・ビタミン」が発見されたという記事が、大手製薬会社であるアップジョン社の依頼によって掲載された。そのビタミンとはピリドキシン(あるいはビタミンB_6)のことで、たまたまアップジョン社の製品「ズィマベーシック・ドロップ」に含まれていた。乳飲み子を抱いた睡眠不足の父親が登場する広告にはこう書かれていた。

寝付きが悪くてお父さんを困らせる赤ちゃん。ビタミンB6が足りないだけかもしれません。粉ミルクや母乳は、この「ハッピー・ベイビー・ビタミン」の量が足りないことが多いのです。そこでズィマーベーシック。ビタミンA、D、C、それにB6の四つがすべて揃った赤ちゃん用のサプリメントです。

一九五八年、米国小児科学会が発行する医学雑誌『Pediatrics（小児科学）』の編集者であるチャールズ・B・メイ博士は、この件について調査することにした。突如としてビタミンB6入りの幼児用サプリメントが次々と発売されたことを不安に感じた博士は、アップジョン社やその他の製薬会社が彼らの研究結果を正しく伝えているかを調べるため、数人の科学者に連絡を取った。「貴殿の研究結果が、ビタミンB6を乳児の食生活に欠かせないサプリメントとして推奨する企業によって適切に利用されているとお考えかどうか、お聞かせ願えれば幸甚です」――一九五八年七月、メイ博士はそれらの研究者に宛てて書いた。

回答は全員「ノー」だった。

研究者の一人、テキサス大学のアリルド・E・ハンセン博士からは、疝痛《せんつう》のある赤ん坊に対するビタミンB6の効果に関する彼の研究はごく初期の段階であり、結果はいずれとも結論付けられるものではなく、研究を断念したという返事があった。「何をどうこじつけても、我々は『ハッピー・ベイビー・ビタミン』なるものの存在を匂わせたりはしていません」とハンセン博士は書いている。

彼をはじめとする研究者たちはみな、アーサー・サックラーの広告代理店からもアップジョン社からも、彼らの論文が製品の広告宣伝のために引用されることは聞いていないと言った。それから四〇年以上の後、ボストン共同薬物監視プログラムのハーシェル・ジック博士は、オキシコンチンをめぐってこれとほぼ同じ状況に直面することになる。

一国の君主然と振る舞うアーサー・サックラーは、臣民を重用することもあればキャリアを潰すことも躊躇せず、社員や仕事の関係者の中に、ときには忠誠心を、ときには恐怖を引き起こした。彼は出版業界に持つ強大な力を駆使して、友人や関係企業の利益を追求し、そうでない者を攻撃した。

サックラーが自分の哲学や政治的見解を伝えるのに好んで使った媒体は、彼が医師に配布する新聞『メディカル・トリビューン』だった。彼はここに「一人の男と薬」と題したコラムを連載し、規制は行きすぎだと糾弾し、自由な科学的研究を持ち上げ、ときおり他業界を思い付くままに攻撃したりもした。彼はタバコを嫌い、シートベルトの導入にもたついた自動車業界をこき下ろした。彼はまた、顧客である製薬企業、中でも有名な処方薬を製造する大手製薬会社を護るために『メディカル・トリビューン』を利用した。

政府による規制を別にすれば、サックラーにとっても彼の顧客にとっても最大の敵はジェネリック医薬品製造会社だった。有名な薬の特許が切れるのを待って、同じ薬をより安く製造する企業である。サックラーは、ジェネリック医薬品はより高価な競合製品と同じ効果があるとは限らないと強く主張し、『メディカル・トリビューン』紙に、ジェネリック医薬品は医薬品業界の「赤の脅威」［訳注：米ソ冷戦時代に共産主義国を指した言葉］であるとする複数の記事を掲載した。

そのうちの一つで「統合失調症患者が効果の薄いジェネリック医薬品で大暴れ」と題された記事には、退役軍人局病院が、処方する向精神薬を有名ブランドであるソラジンから同内容のジェネリック医薬品に切り替えたところ「大騒ぎになった」と書かれていた。記事はさらに、それまでは症状が安定していた一一名の患者が逆上して暴れ、薬をソラジンに戻すと、「あたかもスイッチが入ったように」言動が正常に戻った、と続けている。FDAの職員が調査したところ、『メディカル・トリビューン』紙の記事は科学的に大きな欠陥があり、ジェネリック医薬品の安全性を判断する役には立たないことがわかった。

アーサーの二人の弟モーティマーとレイモンドは、非常に知性的で教養もあり、アーサーと同様に、美術界、科学界、医学界に気前よく寄付をした。だが二人はアーサーの世界の一部にすぎず、人生の大半をアーサーの陰で過ごした。モーティマーはアーサーの三歳年下、レイモンドは七歳年下だったが、アーサーは二人を、兄弟と言うよりも、息子か自分の代役であるかのように扱った。彼は二人を医大に入れ、精神医学者になるための学費を払い、自分が出資するクリードムーア州立病院内の研究所に就職させた。一九五〇年代前半にこの研究所で働いていたニューヨークの精神科医スタンレー・グラハム博士は後年、アーサーが弟たちを使用人のように扱っていたと回想している。

「アーサーは皆にああしろこうしろと命令していましたよ、モーティマーとレイモンドにもね」

モーティマーとレイモンドが、マッカーシー時代の忠誠宣誓に署名するのを拒んでクリードムーアを解雇されると、アーサーは手を回して二人に別の仕事を見つけた。製薬ビジネスである。

長い間アーサー・サックラーは、自分の顧客である製薬会社が、わずかな金額で作った薬を大きな利幅で販売して裕福になっていくのを見てきていた。サックラーは自分もこのビジネスの恩恵に与《あずか》りたかったが、広告主と競合するわけにはいかなかったので、次善の策を取った。ある製薬会社を買収し、弟たちに運営させたのである。

その製薬会社は、パーデュー・フレデリック・カンパニーと言った。

ニューヨーク市グリニッチビレッジのクリストファー・ストリートにあるその会社の創設は一八九二年に遡った。アヘン、アルコール、あるいはその両方の組み合わせによって、人を元気にしたり病気を治したりする万能薬や特許薬が流行した時代だ。ジョン・パーデュー・

グレイ博士とジョージ・フレデリック・ビンガムによって創設されたパーデュー・フレデリックは、グレイズ・グリセリン・トニック・コンパウンドという名前の万能薬を製造していた。これにはシェリー酒がたっぷり含まれており、数十年間にわたってパーデュー・フレデリック社で最も売れた製品の一つである。一九三七年に医師に送付された広告はがきにはこう書かれていた――「春になったら、冬の間の不調に疲れた患者にはグレイズ・グリセリン・トニック・コンパウンドを勧めましょう。四五年以上にわたり、時代を超えて使われ続けている、信頼できる製品です」。

サックラー一族が一九五二年にこの会社を買収したときの年間売上高は、二万二〇〇〇ドルにすぎなかった。

サックラー一族の経営によるパーデュー・ファーマの最初の製品は、同社が後にオキシコンチンのような強烈な鎮痛薬を製造するようになることを仄めかすものではなかった。一九五五年、パーデュー・ファーマは、セノコットという下剤を発売し、その三年後には、医師の処方を必要とする耳垢除去剤セルメネックスを製品リストに加えている(二つはいずれも成功し、現在も販売されている)。

おそらくはセノコットとセルメネックスの買収に一役買ったと思われるアーサー・サックラーは、製薬業界での経験から、パーデュー・ファーマのような株式非公開の小企業が成功するためには、大手製薬企業がまだ手を付けていないニッチ市場を見つけるか作り出すかすることが不可欠であることを知っていた。数十年後、この考え方に導かれて彼の弟たちは、ある見過ごされている領域に市場機会を見出すことになる——疼痛の治療である。

一九五〇年代、パーデュー・フレデリックは、モーティマーとレイモンド・サックラーが経営する医薬品関連の複数の企業の一つにすぎなかった。彼らはグルタバイト・コーポレーションという企業も所有しており、1-グルタバイトという製品を売っていた。『メディカル・トリビューン』紙に掲載された広告には高齢の男女が登場し、1-グルタバイトは、混乱した脳に活力を取り戻す「脳の代謝を助ける強壮剤」であると書かれていた。医薬品らしき名前ではあったが、1-グルタバイトは万能薬全盛時代に戻ったかのような品物で、単にグルタミン酸ナトリウム（MSGとして知られる食肉軟化剤）とビタミンBの混ざったものにすぎなかった。これを脳の刺激剤として売り込む広告を作ったのは、製薬業界の夢工場、アーサー・サックラーの広告代理店ウィリアム・ダグラス・マクアダムスである。

一九五〇年代後半に起こった医薬品販売業界の爆発的な成長は、影響力の大きい週刊誌『サタデー・レビュー』の科学担当編集者、**ジョン・リア**の注意を引きつけた。リアは、膨大な量の広告は公衆衛生を脅かすと考えた。製薬会社は、患者の治療のためにさまざまな抗生物質を同時に使うよう強力に推奨していたが、これは薬物耐性菌を生み出しかねない危険な行為である。リアは、強まりつつある医薬品の製造と宣伝広告の相互依存関係を解消すべく、一連の調査記事の執筆を始めた。

リアはその数十年前に、米農務省の詐欺行為を暴いて有名になった。今回の彼の調査の矛先はまっすぐに、サックラー三兄弟と、製薬業界を管轄する政府機関、食品医薬品局（FDA）に向かっていた。

リアがまず調査のターゲットとしたFDAの職員ヘンリー・ウェルチは、抗生物質を担当する部門の責任者だった。リアはウェルチが、抗生物質の研究論文を掲載する二つの医学誌、『Antibiotics and Chemotherapy（抗生物質と化学療法）』と『Antibiotic Medicine and Clinical Therapy（抗菌薬と臨床治療）』から報酬を得ていることを突き止めた。リアがこれについてウェルチを問い詰めると、ウェルチは、これらの医学誌は製薬業界とは無関係であり、彼らとの繋がりは利益相反にはあたらないと言って譲らなかった。

だが、リアの記事がきっかけとなって行われた米国議会による調査は、ウェルチが六年間に医学誌から受け取った二八万七〇〇〇ドルの報酬は、まさに彼が規制を担当する抗生物質の製造会社によって支払われていることを明らかにした。その製薬会社は大金を投じて、医学誌に掲載された論文を別刷りし、製品の販売ツールとして医師に配布していた。ウェルチが受け取っていた金は彼の分け前で、別刷りされた論文の売り上げの七・五パーセントにあたった。抗生物質に関する研究論文が二誌に掲載される前に、製造製薬会社がそれを読んで編集することができたのは偶然ではない。

ウェルチは面目を失い、すぐさま辞職した。リアはさらに調査を続け、製薬会社はMDパブリケーションズという会社に論文の複製代を支払い、MDパブリケーションズからウェルチに彼の取り分を支払っていることがわかった。MDパブリケーションズの社長はフェリックス・マルチ－イバネス博士となっていたが、彼は会社の真のオーナーを隠すための名目上の社長にすぎないのではないかとリアは考えた。

マルチ－イバネスは、アーサー・サックラーの広告代理店の支店の社員でもあり、MDパブリケーションズは広告代理店とオフィスを共有していた。またクリードムーアでも、アーサーと二人の弟たちとともに働いていた。ウェルチは、マルチ－イパネスがMDパブリケーションズを彼以外の二人の投資者と共同で所有していることをリアに認めたが、その二人が誰であるかは明かさなかった。それがサックラー三兄弟のうちの二人であることは、リアにはだいたい察しがついた。

『サタデー・レビュー』誌の記事でリアが最初にサックラー三兄弟について書いたのは一九六二年三月である。彼はサックラー一族を現代の皇帝と呼び、医薬品販売という新しい業界における彼らの影響力を、石油業界に君臨するジョン・D・ロックフェラー、鉄道業界を牛耳るジェイ・グールドになぞらえた。サックラー兄弟による1－グルタバイトの製造・販売・広告を、製薬業界全体で起こりつつあるはるかに大きな変化、すなわち、製薬業界が薬の大量販売マシーンと化しつつあることを象徴するものとして書いたのである。

精神疾患の治療を指導する者として、畏怖と言っても過言ではない尊敬の念を集める精神科医を職業とする三人が打った芝居は、ビタミンを混ぜた味付きのエキスを、歳をとるとともに進む脳の衰えを止めるものとして組織的に売り込むというもので、非常に不快な出来事である。だが、1-グルタバイトの顛末は、精神医学の域にとどまらない大きな問題だ。それは、アメリカでかつては正確さを要する精密な技術とされていた処方薬の投与が、機械的な、個人差を無視したものに成り下がってしまったことを示している。

サックラー家の三兄弟によるこの手の統合的な医薬品の販売は、1-グルタバイトに限ったことではない。三人は、処方薬のあらゆる側面を手中に収めている。医療関係者の間に反対勢力があるにもかかわらず、三人はその事業に成功した。彼らが遭遇した医療界内部の対抗勢力がどんなものであったにしろ、それは彼らを止める力を持たなかったのである。

リアは次に、ヘンリー・ウェルチ、MDパブリケーションズ、サックラー家の繋がりについて書いた。彼は、関連企業が株式非公開であるため真の所有主を公開する義務がなく、そのためますます解明が困難になっている、複雑に絡まり合ったビジネスの全貌を解き明かそうとした。アーサーの仕事をしたことのある弁護士や税理士を含め、サックラー家と関連のある名前が次々と浮かび上がった。リアは、アーサーが所有する通信社が、一九五一年に初めて、『Antibiotics and Chemistry（抗生物質と化学）』という新しい医学誌の編集をウェルチが務めると発表していることを指摘した。また、**モーティマー・サックラー**が、抗生物質関連の別の医学誌の編集委員であり、この医学誌に掲載された論文が、シグママイシンという抗生物質のためにウィリアム・ダグラス・マクアダムスが制作した広告に引用されていることも突き止めた。存在しない医師の名刺を使った例の広告である。ウェルチは、FDAの職員として、抗生物質がより広く使われる新時代を歓迎し、シグママイシンの名前を挙げていた。

サックラー一族はリアの取材には決して応じず、リアは、サックラー三兄弟とMDパブリケーションズを結びつける決定的な証拠を見つけることができなかった。MDパブリケーションズを取り巻く膨大な企業関連書類と錯綜したビジネス関係は、あまりにも複雑すぎて、核心に手が届かなかったのだ。もしもリアがその疑いを証明できていたら、慎重に構築されたアーサー・サックラーの世界はひょっとしたら一九六二年に崩壊していたかもしれない。だが実際は、ジョン・リアによるアーサーと彼の弟たちの追及はすぐに忘れられてしまった。

一九七〇年代になる頃には、パーデュー・フレデリックは小企業ながらも大きな利潤を上げており、モーティマーとレイモンドを大金持ちにしていた。パーデュー・フレデリックがホームランを放ったのは、一九六六年に、ベタジンという商標で販売されていた一連の消毒用製品を買収したときのことだ。病院で手術の前に患者の消毒に使うオレンジ色の消毒薬もそのうちの一つだった。それはパーデュー・フレデリックにとって、製造コストが安くて利潤が高い、理想的な商品だった。一九六九年には、宇宙飛行士ニール・アームストロングが、歴史的な月面歩行の後、アポロ月着陸船を消毒するのにベタジンを使って有名になったこともあった。

一九七〇年代には、サックラー家のビジネスは海外に広がっており、モーティマーとレイモンド・サックラーは大西洋を挟んで反対側に住んでいた。コネチカット州に残ったレイモンドは、アメリカでのビジネスの基盤であるパーデュー・フレデリックと最も深く繋がっていた。一方モーティマーは主に、一族のヨーロッパでのビジネスを仕切り、その中にはナップ・ファーマシューティカルズというイギリスの会社も含まれていた。事実上のイギリス版パーデューである。やがてサックラー一族は、オーストラリア、カナダ、ドイツ、日本の製薬会社とも提携関係を結んでいく。だが、サックラー家が疼痛治療に足を踏み入れるきっかけとなったのは、ナップ・ファーマシューティカルズによる、スコットランドの製薬会社バード・ラボラトリー社の買収だった。

バード・ラボラトリー社の研究員たちは、モルヒネの投与に適した徐放性薬の製造技術を開発していた。ナップ・ファーマシューティカルズは、一九八〇年、MSTという商標名でモルヒネの徐放製剤をイギリスで発売する。四年後、FDAが求めるより厳しい試験を経て、パーデュー・フレデリックは同じ薬をアメリカ市場でMSコンチンとして発売した。モルヒネをベースとした、オキシコンチンの前身にあたる薬である。

そのときモーティマー・サックラーとレイモンド・サックラーは、六八歳と六四歳だった。二人は生涯ビジネスを共にしたが、残された資料はすべて、二人は性格がバラバラでライフスタイルも大きく異なっていたことを物語っている。

二人の共通の知人によれば、二人はときどき衝突し、パーデュー・フレデリックの役員会の際には、間に弁護士を挟んでテーブルに着いた。二人を知る人々はよく、レイモンドを、物静かで内気と表現する。一方モーティマーは外交的で、上流社会との交流が大好きだった。モーティマーは兄のアーサーと同様に生涯に三回結婚しており、うち二回は彼よりはるかに若い女性が相手だった。だがアーサーが彼の友人たちにさえケチとして知られていたのと違い、モーティマーは、ロンドン、イギリスの田園地方、フレンチリビエラのカップ・ダンティーブという町、そしてアルプス山地にあるオーストリアのリゾート村に瀟洒な邸宅を所有していた。フレンチリビエラで夏を過ごしているときは、遅めの午後になるとよく客が訪れ、邸宅の裏にあるパティオでモーティマーとバックギャモンに興じた。テニスのコーチが常駐し、サックラーの家族や客を教えた。冬になればアルプス山地に移り、モーティマーはスキーのインストラクターを雇った。妻たちには高価な贈り物を惜しみなく与えた。二人目の妻の膨大な宝飾品コレクションには、四八万ドルの値がついたブルガリのイヤリングも含まれていた。
モーティマーの気前のよさは、妻たちや客人のみに向けられたのではない。弟のレイモンドとともに、彼は大英博物館、アシュモレアン博物館、サーペンタイン・ギャラリーを含むイギリスの美術館や、その他の科学・医学関連機関に多額の寄付をした。サックラー兄弟はまたアメリカでも、グッゲンハイム美術館、アメリカ自然史博物館、スミソニアン博物館を含むさまざまな施設に大金を寄贈している。
モーティマー・サックラーには、優雅な生活を送るということ以外にもヨーロッパで暮らしたい理由があったのかもしれない。二度目の妻ガートルードは、苦々しい離婚係争中、裁判書類の中で、モーティマーがアメリカを去るという決断をしたのは納税を避けるためだったと述べている。書類には次のように書かれている。

ニューヨーク市ブルックリン生まれのモーティマー・D・サックラーは、一九七四年にアメリカ市民権を放棄し、オーストリアの国民となり、ヨーロッパ内の数か国に居住することとなった。これは明らかに、アメリカおよび海外からの収入に対する税金をアメリカに納税するのを避けるためである。

ずっと後年になって、ガートルード・サックラーは主張を翻し、元夫は、その両親が米国に移住する前には東欧に暮らしていたため、オーストリアに強い感情的な繋がりを感じていたと述べている。理由が何であったにしろ、弟がアメリカの市民権を放棄したことにアーサーは激怒したらしい。一九九〇年代半ばにオキシコンチンが発売される頃には、モーティマーはとっくに三番目の妻と結婚しており、一年のほとんどをロンドンで過ごしていた。アメリカへは、パーデュー・フレデリックの役員会や芸術界のイベントに出席するために、たまに出かけるだけだった。

アーサー・サックラーは一九八七年に死んだ。

その追悼式は、メトロポリタン美術館のデンドゥール神殿で行われた。「彼は本当の善人でした。立派な、素晴らしい業績のある、気品と高潔さに溢れた人物でした」――追悼礼拝で彼の三番目の妻ジリアンはそう言った。

「けちな考えをしたり、人を欺いたり、狭量なところがまるでありませんでした」

晩年、アーサー・サックラーは、事業を成功させたのと同じ強い意志でアートの世界を制覇しようとした。たとえばメトロポリタン美術館では、巨額を寄付する一方で、美術館の保管室を、増え続ける自らの古美術コレクションの倉庫として使った。アーサー・サックラーは、なかなか人が太刀打ちできない収集家ではあったが、重要な文化人として認められたいという彼の望みが叶えられることはなかった。あるオークションハウスの幹部は、アーサーの死後間もなく、こんな言い方で彼のアーサーに対する評価を表現している――「彼の魅力はドル記号の魅力だった」

アーサー・サックラーは生涯、一族の企業の取引の実態をひた隠しにし、自分の死後もその秘密は明るみに出ないものと思っていたに違いない。だが彼の死は、その巨大な遺産をめぐって、ジリアンと四人の子どもたちの間に、一〇年近い年月にわたる熾烈な法廷闘争を引き起こした。アーサーの遺産は、法的な書類の上では一億四〇〇〇万ドルとなっていたが、彼が雇っていた財務顧問の一人の推定によれば、その数倍の価値があった。そうやってアーサーの跡継ぎたちが戦利品をめぐって闘いを繰り広げるうちに、サックラー兄弟が厳重に守ってきた秘密が――隠してきたビジネスも含めて――ようやく裁判書類の中に明らかにされ、公の目に晒されることになったのである。

たとえばアーサー・サックラーは長年、自分のことを、一九五〇年代から一九六〇年代にかけてもう一つの大きな医薬品専門広告代理店を経営していたルードウィッヒ・W・フレーリヒの手強いライバルであると言い続けていたが、裁判資料によれば、サックラー三兄弟とフレーリヒは、協力関係にあるパートナーだった。

アーサー・サックラーは、一九七三年に書いたメモの中で、「私とフレーリヒ氏と私の弟たちが共同で築いた資産」に言及しており、その中には、医師の処方を記録追跡するＩＭＳヘルスという会社があった。製薬会社はこの会社を使って、医師がどんな薬を処方しているかを知り、営業担当者が製品の宣伝をしやすくするのである。数十年後、パーデュー社はこのIMSのデータを使って、オキシコンチンの処方箋を大量に書いている、あるいは書く可能性が高い医師を特定した。世間的にはIMSの所有者はフレーリヒだったが、アーサー・サックラーの子どもたちと弁護士は、IMSという会社のアイデアはアーサーのもので、また弟のモーティマーとレイモンドもこの会社の共同経営者だったと主張している。

アーサーの遺産管理人たちのミーティングで、彼の弁護士であり長年の相談相手だったマイケル・ソンネンライヒは、「四者による合意の中で、アーサーは自分の所有権をIMSに譲渡しているが、フレーリヒとの合意事項には、仮にフレーリヒがIMSを売却した際にはその四分の一を受け取る権利がある」と説明した。同時にこのミーティングでは、アーサーの娘エリザベスが、IMSの株式が公開された際に父親が受け取るべきだった金を渡さなかったと言って叔父の二人を激しく非難した。

ミーティングの議事録には、エリザベスが「IMSのアイデアを考えついたのは父で、ビル・フレーリヒとの紳士協定でビルに経営させたのよ」と言ったと書かれている。

「途中何があったか詳しくは知らないけど、フレーリヒが死んで株式が公開されたとき、レイモンドとモーティマーが大儲けしたのは知ってるわ。私の知る限り、父は一銭も受け取っていません」

ジリアン・サックラーもまた、パーデュー・フレデリックの上げた利益のうちアーサーが受け取るべきだったものを、レイモンドとモーティマーが横取りしたと主張した。「パーデュー・フレデリックは三人のものだったはずなのに、二人がそこから巨額を手に入れているのよ」と、別のミーティングの席で彼女はソンネンライヒに言っている。生前、アーサー・サックラーと彼の弟たちとの間にどんな取引があったのかを明らかにする責任がソンネンライヒにのしかかった。結局、アーサーの子どもたちとジリアン・サックラーの争いが決着するはるか以前にある取引が行われ、モーティマーとレイモンドはアーサーの遺産管理人に対し、パーデュー社の権利の三分の一として二二三五万三七五〇ドルを支払うことで合意した。

サックラー帝国の真相を明るみに出そうとしたジャーナリスト、ジョン・リアは、こうした裁判資料の存在を知らないまま一九九九年に死んだ。リアにその資料を検証する機会が与えられていれば、アーサー・サックラーとその弟たちについて、彼が推察していたことの多くが正しかったことがわかったはずである。

アーサー・サックラーの遺産関係の書類は、サックラー兄弟がMDパブリケーションズの所有者であることを示していた——論文の複製に対する使用料と偽ってFDAの職員ヘンリー・ウェルチに二六万ドルを支払い、その不正によってウェルチを不名誉な退職に追い込んだ会社である。MDパブリケーションズの所有者は何度も替わっているが、関連書類は、モーティマーとレイモンド・サックラー、あるいはその二人が管理していた組織が、一族のビジネスにおいて名前が特定されていない謎の株主であることを示していた。MDパブリケーションズが最終的にアーサー・サックラーの遺産の一部であったという事実が、そのことを如実に物語っている。サックラーの広告代理店の最高幹部が「私にとっては全部アーサーのビジネスでした」と言ったとおりである。

その頃、モーティマーとレイモンド・サックラーはオキシコンチン発売の準備に入っていた。二人が「脳の代謝を助ける強壮剤」である1‐グルタバイトの販売で製薬業界でのキャリアをスタートさせてから四〇年が経ち、ジョン・リアのような敵も、とうの昔にいなくなっていた。二人は巨万の富を築き、その多くを美術館や医療機関に寄付していた。サックラーの名前は今や、世界中の文化・教育の殿堂に刻まれていたのである。

アーサー・サックラーは独創的で、かつ先見の明があった。だが、オキシコンチン乱用の報告が増加するにつれ、老境のモーティマーとレイモンドは、その信用と財産を失う危機に直面した。それは、生きていればアーサーの力も試されたであろう難題だった。

FOUR 金のなる木

二〇〇〇年八月、一通の封書がアート・ヴァン・ズィーに届いた。「アパラチアン・ペイン・ファンデーション」という団体が予定している講演会への招待状だった。聞いたことのない団体だったが、同梱された資料からは、慢性痛患者に対する積極的なオピオイド使用の推奨がその活動目的であることが明らかだった。

スーザン・バートランドという医師は添え状の中で、一七世紀のイギリスの薬剤師トマス・シデナムの言葉——「人を苦しみから解放するために与えることを全能の神が良しとした薬の中で、アヘンほど何に対しても効果が高いものはない」——を引用していた。バートランドはアパラチアン・ペイン・ファンデーションの創設者と名乗り、その使命は、医師を啓蒙するための一連の研修会を通して、より積極的に疼痛を治療するという新しい考え方を普及させることである、と書いていた。講演会の協賛は、オキシコンチンの製造会社であるパーデュー・ファーマだった。

この手紙が届く頃、ヴァン・ズィーは、リー郡の住民の健康状態を改善しようと生涯をかけて続けてきた努力が水の泡になってしまったような気がしていた。あれこれと処方薬を乱用する患者はそれまでも常に少数存在したが、今では、親しい人がオキシコンチンのひどい依存症になり、経済的にも感情的にも家族を崩壊させてしまって困っているという人にこっそり相談を受けない日は稀だった。

ヴァン・ズィーの家がある小さなコミュニティ、ドライデンでは、患者の一人の息子が射殺されたが、どうやら彼はそのとき、隣人の家からオキシコンチンを盗もうとしていたらしかった。彼の勤め先のあるセント・チャールズでは、教会の日曜礼拝から帰宅する高齢の女性には付き添いが付いた――薬の棚を漁っている泥棒と鉢合わせしたときの身の安全を護るためだ。

ヴァン・ズィーの耳には、次から次へと恐ろしい話が聞こえてきた。一生かけて貯めた蓄えが、息子や娘の薬物依存のためになくなってしまった家族。依存症の子どもが売ってしまった家宝を捜して質屋を歩き回る両親。リー郡の刑務所は、薬物関連の犯罪で逮捕された若者で溢れた。地元の保安官の息子がその仲間入りをするのに時間はかからなかった。

ヴァン・ズィーは、仕事から帰宅し軽い夕食を摂ると、地下の部屋に籠もった。かつて彼と息子のベンが、しょっちゅうピンポンをした部屋だ。今、妻の**スー・エラ・コバック**が夫の様子を見に行くと、彼は即席のホームオフィスのデスクに座り、オキシコンチンに関するニュース記事をインターネットで探したり、他の医師、依存症カウンセラー、新聞記者などとEメールで意見交換したりしていた。

スー・エラは不安になった。夫はときおり、自分の内側に引きこもることがあり、ときにはうつ状態の一歩手前まで行くことがあるのが彼女にはわかっていた。結婚する前、ヴァン・ズィーは何人かの女性と付き合った経験があったが、いずれも長続きしなかった。そんなとき、華やかで陽気なスー・エラが、ヴァン・ズィーは自分がどうにかしなければ、と決めたのである。

スー・エラはアパラチア地方で、活動家の両親のもとに生まれ、その志を継いだ。一九六〇年代には、「アメリカに奉仕するボランティア」、通称VISTA（Volunteers in Service to America）による貧困撲滅プログラムで働き、そこで最初の夫、ジョン・ダグラス・コバックと出会った。コバックは、VISTAにボランティアとして参加するためにハーバード大学を中退してアパラチア地方にやって来たのだったが、一九七〇年、スー・エラが長男のズィークを妊娠中、二五歳で急死した。

スー・エラは長年、弁護士になることを夢見ていた。弁護士なら何でもいいわけではない。法律を使って、アパラチア地方をより良い場所にしたかったのだ。ケンタッキー大学の法科に入学したスー・エラは、卒業後、コミュニティのための弁護士として開業した。

しばらくの間、スー・エラとアート・ヴァン・ズィーは、同じ道路の両側を歩いていた。アートが病人を治療する一方、スー・エラは、地元コミュニティや環境保護団体を代弁して、石炭採掘会社や埋め立てごみ処理業者と争い、弁護士費用を払えない人たちのために公選弁護人の仕事も引き受けた。ばったりアートと鉢合わせをすることが多かった彼女は、電話番号を彼に渡した。アートは黙って微笑んで、電話するよ、と言ったが、彼からは一度も電話はなかった。二人の共通の知人が、デートしろと二人をけしかけたが、これもうまくはいかなかった。そんな一九八三年のある夜、裁判での勝利を友人たちとレストランで祝っていたスー・エラは、店に入ってくるアートを見つけた。シャンペンでほろ酔いだったスー・エラは、「どうして電話くれないの?」と迫った。三週間後、アートはスー・エラに電話をし、二人は一九八六年に結婚した。二人の間には、息子のベンと、養子の娘ソフィー・メイがいる。

家族との生活がアート・ヴァン・ズィーを落ち着かせ、彼はセント・チャールズのクリニックでの仕事は依然大切にしつつも、仕事を休んで子どもたちと時間を過ごすようになっていた。ところが今、彼は地下のオフィスで長時間を過ごし、インターネットでオキシコンチンやその乱用に関するニュースを読み漁っていたのだ。

彼にわかったのは、オキシコンチンをめぐる状況がめちゃくちゃで意味をなさないということだった。ある日突然、どこかの都市や町の地元紙がオキシコンチンの過剰摂取や関連する逮捕劇を報じる。すると、その報道が下火にならないうちに、今度は何百キロも離れた別の町の新聞がオキシコンチンの記事を掲載し始める。二〇〇〇年代半ばには、オキシコンチンの乱用が、バージニア州とメーン州にとどまらず、フロリダ州、ルイジアナ州、オハイオ州、ペンシルバニア州、ノースカロライナ州、果てはアラスカ州でも起こっていることがわかった。

ニューオリンズのある麻薬取締官は地元紙に、オキシコンチンは、バイコディンのような従来型の鎮痛薬の乱用経験者やヘロイン依存症の人たちが使うようになりつつあると語った。記事には、「これはおそらくバイコディンに取って代わるでしょう」という取締官の言葉が引用されている。「バイコディンを乱用する人の多くはオキシコンチンのことを知り始めたばかりです。ヘロイン中毒者も使い始めています」

ヴァン・ズィーが所属する地元団体「リー郡健康促進連合」は、郡内に広がるオキシコンチン危機への対処法を考えるためのミーティングを持つようになった。この団体のメンバーにはヴァン・ズィーの他に、ヴィンス・ストラヴィーノや、ベス・デーヴィスのような薬物乱用カウンセラー、リー郡の保安官ゲリー・パーソンズを含む取締官などがいた。

ストラヴィーノは、公衆衛生上の大惨事が起こりつつあると確信していた。オキシコンチンが純粋で強烈な「ハイ」を引き起こすということが、その経験に満足したユーザーからユーザーへと口コミで広がっているのを彼は知っていたのだ。他の処方薬が薬物乱用者の間に広がったときもそうだった。だがオキシコンチンの場合は危険性がはるかに高い、とストラヴィーノは考えていた。オキシコンチンは非常に強力で、それだけ情け容赦なかった。オキシコンチンを試す人が増えるにつれ、その多くはオキシコンチンから離れられなくなっていった。依存症になるか、怪我をするか、あるいは生命を落とすことになったのである。

ストラヴィーノはリー郡健康促進連合に、オキシコンチンを市場から回収させるようFDAに圧力をかけてもらいたかった。FDAが過去にリコールしたいくつかの薬と比べても、オキシコンチンはすでにもっと大きな被害をもたらしていたし、オキシコンチンより危険性の低い、医師が処方できる鎮痛薬は他にある、と彼は主張した。

この時点でのヴァン・ズィーの意見はストラヴィーノとは違っていた。オキシコンチンは彼の患者の一部には効き目があり、製品の排除を求めたくはなかったのである。とは言え、インターネットでいろいろ調べていると、非常に懸念される問題がいくつか見つかった。中でも目立ったのが、パーデュー社が展開する販売キャンペーンの中身とその規模の大きさだった。パーデュー社の販売員は、オキシコンチンのロゴ付きのぬいぐるみや日除け帽、『Swing Is Alive』というタイトルで、アンドリュー・シスターズの歌う『ブギ・ウギ・ビューグル・ボーイ』などが収録されたCDなど、さまざまな販促用ギフトを医師や看護師に配っていた。CDのカバー写真には高齢のカップルが踊っている写真が使われていた——

オキシコンチンのおかげで関節痛の痛みもない、というわけだ。

製薬会社は、新製品の宣伝には決まってそうしたプレゼントを配布するものだということはヴァン・ズィーにもわかっていた。だが彼は、パーデュー社が、血圧降下剤やコレステロールの調整薬と同じ手法を使って非常に強力な麻薬を売っているということが不安だった。オキシコンチンの乱用が広がりつつあることを考えると、それはますます軽率に思われた。

誰かを名指しで非難するというのはヴァン・ズィーのやり方ではなかった。パーデュー社で働く医師や科学者たちは善意の持ち主であり、彼らの目的は、人を傷つけることではなく助けることだったに違いない、とヴァン・ズィーは推察した。おそらく役員たちは、オキシコンチンがリー郡のようなところで問題を引き起こしていることなど知らないのだろう。誰か社員と——自分と同じ医師がいいかもしれない——話せれば、協力してこの危機的状況を終わらせることができる、と彼は考えた。

ヴァン・ズィーはパーデュー社に知り合いはいなかった。だが、パーデュー社に勤める、**J・デヴィッド・ハドックス**という医師が、頻繁に新聞記事に登場してオキシコンチンの乱用について触れ、オキシコンチンとパーデューの行動を庇《かば》っていた。そこでヴァン・ズィーは彼に宛てて手紙を書き、協力を求めた。


この問題がどれほど深刻かつ広範囲に拡がっているか、いくら強調しても足りません。

私たちのように、本格的な麻薬依存症患者の治療や回復に費やせる最低限のリソースしか持たない貧しい田舎町にとって、これは非常に大きな問題です。またこれは、パーデュー・フレデリック社のみならず、疼痛管理の関係者すべてに深刻な課題を提起しています。この問題について、貴殿とさらなる意見交換をできることを願っております。

長身で引き締まった体格、口角の下がった口元に顎ひげを生やしたデヴィッド・ハドックスは、素晴らしい学歴と職歴の持ち主だった。彼は初め歯学を学んだが、学位取得後、医師になろうと決め、医大に入り直して、疼痛管理、薬物依存の治療、精神医学を修めた。一九九〇年代前半、彼はエモリー大学医学部で疼痛管理科を指揮し、同時に米国疼痛医学会の会長も務めていた。ラッセル・ポートノイと違って、ハドックスは研究者としての訓練は受けていなかったが、疼痛管理ムーブメントの擁護者として最も発言力の強い人物の一人だった。オピオイド賛成派が好んで使うようになった「**疑似依存症**」という造語を作ったのも彼である。

これは一九八九年に発表された論文の中でハドックスと共著者が初めて使った言葉で、取り憑かれたように薬物を求める患者――たとえば薬の処方を求めて何人もの医師の診察を受けるなど――のことを、医師が誤って薬物依存症と診断してしまう状況を表している。ハドックスは、このような行動は「疑似依存症」であり、実は疼痛を抑えるための適切な投薬治療を受けられずにいる患者の窮状を示しているにすぎない可能性があると主張した。そのような患者には、もっとオピオイドを使うことが解決策になる、と論文は述べている。

ハドックスの主張は、何百人もの患者を対象とした研究に基づいているわけではなく、それどころかそうした患者が十数人いたということですらない。それは、たった一人の患者の行動の分析に基づいてハドックスが立てた仮説だったのだ。ところが、オピオイド賛成派やパーデュー・ファーマのような製薬会社は、この「疑似依存症」という言葉を、正当な概念として積極的に取り入れた――麻薬に対する不必要な恐れが疼痛患者を苦しめている、という彼らの意見にぴったりだったからである。

それはどうやら、ハドックスがパーデュー社に職を得るのにも役立ったようだ。彼はそれまで、製薬会社に就職しようとしたもののうまくいかなかったのだが、一九九九年に彼の講演を聞いたパーデュー社の役員から、ハドックスに連絡があったのである。間もなくハドックスは、オキシコンチンの乱用問題に関するパーデュー社の対外窓口となった。おかげで彼は注目を集め、疼痛管理に関する自分の強固な主張を展開するだけでなく、好戦的になりがちなその性格を発揮する場ができたのだった。

二〇〇〇年初頭、メーン州の司法長官、**ジェイ・マクロスキー**が、オキシコンチン依存症の問題が拡大していることを医師に向けて警告して間もなく、バージニア州南西部の小さな新聞社の記者に、ハドックスから電話があった。『リッチランズ・ニュースプレス』というその新聞は、ウェストバージニア州との州境に近く、ペニントン・ギャップから北東に一六〇キロほどのところにあるテイズウェル郡で急増しているオキシコンチンの乱用についての記事を連載し始めていた。ハドックスが電話したのはこの記事を書いた記者、**テレサ・M・クレモンズ**で、彼女がオキシコンチンの問題を大局的に俯瞰するのを手伝いたいと言った。

その後の記事の中でクレモンズは、オキシコンチンのような薬の誤用や乱用はたしかにあるけれども、疼痛に対する適切な治療法がないことに比べればそれは小さな問題だ、というハドックスの言葉を引用している。彼はまた、オキシコンチンのような強力な鎮痛薬の依存症になる危険性はほとんどないことも強調した。「処方箋の指示どおりに使用すれば、オピオイドを使用して依存症になる危険性は一パーセントの半分ですよ」と彼は言った。

パーデュー社にとっては、間の悪いときにオキシコンチンの乱用問題が注目を集めてしまった。二〇〇〇年にはオキシコンチンは大ヒット商品となり、年間一〇億ドルの売り上げはその後も天井知らずで拡大しそうだったのだ。オキシコンチンは、業績がぱっとしなかったパーデュー社を新たな大企業に押し上げ、急伸長する収益の八〇パーセントをオキシコンチンが占めていた。だが同時に二〇〇〇年までには、連邦政府の麻薬取締官が、バージニア州その他で、オキシコンチンその他の麻薬を不法に処方している医師数名を調査していることも、パーデュー社は知っていた。オキシコンチンの乱用について報じる新聞記事が増えていることを受けて、その処方を控えた医師もいた。またオキシコンチンには新しいあだ名も付いた――「**田舎者のヘロイン**」。

マスコミの否定的な報道を受け、パーデュー社の幹部らは、スーザン・バートランドと協力してアパラチアン・ペイン・ファンデーションを設立したのだった。この組織ができる前からバートランドは、疼痛管理に関する講演を医師や薬剤師に対して行うことで、パーデュー社から報酬を受け取っていた。二〇〇〇年初頭、そうした講演の一つをある大学の薬学部で行ったとき、パーデュー社の販売員が数人出席し、バートランドは講演後に彼らとミーティングを持った。バートランドは、オキシコンチン乱用が広がり、それによってオキシコンチンが患者の手に入りにくくなるのではないかという懸念を説明し、オキシコンチンその他の強力な麻薬の使用を推進して、それらの使い方を医師がよりよく理解できるよう支援する団体を作ろうと申し出た。パーデュー社の社員たちはこの案を歓迎し、会議場を借りるなど、活動の経費はすべてパーデュー社が持つと言った。

二〇〇〇年九月、デヴィッド・ハドックスを含むパーデュー社の幹部数名が、アパラチアン・ペイン・ファンデーションの設立集会出席のため、ウェストバージニア州チャールストンに到着した。この集会は、地元の医師のための疼痛管理セミナーと宣伝されていた。集会開始の前にハドックスらは、『リッチランズ・ニュース・プレス』紙の記事に登場したテイズウェル郡の政府職員らと短いミーティングを持った。

テイズウェル郡の検察官、**デニス・リー**は、オキシコンチンの誤用が、依存症や犯罪という形で引き起こしている壊滅的な状況を鮮明に描写した。ハドックスらはリーの言葉に同情しているように見えたが、テイズウェル郡のようなところで起きている状況は特殊であり、それはそうした地域の経済不振と、農業、石炭採掘、木の伐採といった職業に付き物の怪我の治療に、麻薬性鎮痛薬が昔から使われていたことを反映しているのだ、と答えた。ミーティングを終えたリーは、ハドックスとパーデュー社の社員は起こっている危機の深刻さを理解していないと感じていた。

それから一か月ほど後、アパラチアン・ペイン・ファンデーションはバージニア州リッチランズで集会を開いた。ペニントン・ギャップから二時間の町だ。このときもメインの講演者はハドックスで、アート・ヴァン・ズィーはハドックスに会うちょうどよい機会だと思ったので、彼とベス・デーヴィス、エリザベス・ヴァインズは、ヴァン・ズィーの車に乗り込んで講演会に出かけた。

講演の中でハドックスは、オキシコンチンのような薬を処方する際には、患者がそれをどれくらい使っているかを監視し、正確に記録することを含めた注意が必要であると言った。聞いていたヴァン・ズィーは、パーデュー社の幹部たちが、自分の警告にもかかわらず、このバージニア州南西部でオキシコンチンの乱用問題がすでに手に負えなくなっているこんな時期に、それをもっと使うようにと宣伝しに来たのだということに気づいた。

検察官デニス・リーも出席者の中におり、リーとヴァン・ズィーは、彼らの町で起きている大惨事について、パネルディスカッションで発言した。

「こんなことはこれまで一度も見たことがありません」とリーが言った。「比較の対象になりません」

ヴァン・ズィーはハドックスに近づき、手紙を書いた医師は自分だと自己紹介した。パーデュー社が自社製品の誤用を減らそうとしている努力は立派だが、今でもスイング・ミュージックのCDなどの宣材を配っていることは憂慮している、と彼はハドックスに言った。

「他の製薬会社がみなやっていることとどこが違うのかね?」とハドックスが尋ねた。

「高血圧の薬を家族から盗んだり、隣人の家に盗みに入る人はいませんよ」とヴァン・ズィーは答えた。

ハドックスは、車での長い移動があるからと言ってそれ以上の会話を避けた。翌日には、ケンタッキー州東部で開かれるアパラチアン・ペイン・ファンデーションの集会で講演することになっていた。やはりオキシコンチンの乱用が拡がっている地域である。彼はヴァン・ズィーに、文句は他の人に言えばいいと言った。

「私には関係ないよ」とハドックスは言った。「マーケティング部門の問題だ」

オキシコンチンが登場したときには、サックラー家のマーケティングの天才、アーサー・サックラーはとうの昔に死んでいた。だが、パーデュー社がオキシコンチンのポジショニングと宣伝に用いた戦術は、アーサーが使ったであろう方法と同じくらい野心的なものだった。

パーデュー社の幹部らは初めからオキシコンチンを、腰背部痛、関節炎、術後痛、線維筋痛症、歯痛、骨折からくる痛み、スポーツに伴う怪我、外傷など、よくある症状のために量販される初めての強力な麻薬性鎮痛薬にしようと目論んでいた。一言で言えばパーデュー社の狙いは、何千人に及ぶ家庭医、一般開業医、歯科医、その他、薬を処方できる人全員に、オキシコンチンは安全で、患者が乱用したり依存症になったりすることはないということを納得させ、作用時間が長いオピオイドの使用を、がん病棟内から広く一般の医療現場へと拡大させることにあった。

一九九五年、パーデュー社に雇われて医師に意見の聞き取りをしたリサーチ会社の報告によれば、「副作用や依存について心配せずに」処方できるオピオイドが欲しいという点では、医師たちは「全員一致」していた。また、新しい長時間作用型麻薬性鎮痛薬は、従来の鎮痛薬と比べ、患者の血液中の濃度が上がったり下がったりしにくいと聞くと、医師たちは好意的に反応した。調査したリサーチ会社は、純度が高く作用時間の長い麻薬性鎮痛薬は「乱用されやすい」のではないかと心配する医師もいたことを指摘した。だが、オキシコンチンが成功するためには、医師が恐れているものではなく、彼らが欲しがっているものを提供しなければならないということをパーデュー社は知っていた——たとえそれが、幻想を作り出す、あるいは嘘をつくことを意味したとしても。

この戦術に、意図せず共犯者として加担したのがＦＤＡ（食品医薬品局）だった。

ＦＤＡが一九九五年の終わりにオキシコンチンの発売を認可したとき、彼らはパーデュー社に対して、オキシコンチン以外の薬には過去にも以降も決して許さなかった宣伝文句を使うことを許可した。オキシコンチンは徐放薬なので、従来の鎮痛薬よりも乱用の危険性が低い可能性がある、という意味のことをパーデュー社が謳うのを認めたのである。この用心深い言い回しは、パーデュー社の手にかかると夢の宣伝文句となり、オキシコンチンの安全性を主張する正当な理由となった。

ＦＤＡは、医薬品の販売を認可する前の何年間にもわたってその安全性と有効性を検証する。その間パーデュー社は、オキシコンチンについてさまざまな謳い文句を使うことを許可するようＦＤＡに圧力をかけた。たとえば一九九三年に提出されたある書類の中でパーデュー社は、なぜ徐放薬は従来型の鎮痛薬と比べて乱用の危険性が低いと考えるのか、その根拠を提示している。そこにはこう書かれていた。

放出制御型薬剤であるオキシコンチンは、いくつかの理由により、パーコダンなどの薬剤よりも乱用の危険性が低いと考えられる。第一に、ほとんどの薬物乱用者は素早く効果が現れる薬を好む。放出制御型の製剤は、摂取直後に多幸感を生じることなく、作用が長時間持続する。またこの放出制御型オキシコドンの錠剤は液剤に溶けにくいため、注入可能な液体製剤を好む「路上に屯《たむろ》する」依存症患者はこれを求めない。第二に、放出制御型オキシコドンは、通常コデイン［原注：オキシコドンよりも乱用の危険性が低い鎮痛薬］を処方される患者は使用対象ではないという点が、過去の状況［原注：パーコダンのような、オキシコドンを含む薬がそうであったこと］とは異なっている。前述の通り、この放出制御型のオキシコドン製剤は、急性または慢性の、中程度から激しい疼痛がある患者の治療に有効である。

これはみな、理論上は筋が通っていた。だがパーデュー社はここに書かれていることを何一つとして実験によって検証していない。——たとえば、薬物乱用者は、実際には従来の麻薬よりもオキシコンチンを好むかもしれないという可能性などだ。にもかかわらずFDAは、オキシコンチンの発売後にまったく無意味であることが明らかになった論文を当てにして、この主張を受け入れたのである。

そうした論文の一つは、一九九三年に権威ある『Journal of General Internal Medicine（一般内科学）』誌に掲載された。著者であるダニエル・ブルックオフ博士は、処方麻薬を乱用した経験のある入院患者一三〇人に聞き取り調査を行った。そのうち約八五パーセントが徐放性鎮痛薬を試したことがあり、その大部分が、MSコンチンのような徐放性鎮痛薬は乱用者の観点から見ると「ほとんど役に立たない」と答えた。彼らはまた、そんな鎮痛薬は闇市場でもほとんど価値がないだろうと言っている、と論文には書かれていた。「この結果は、放出制御型の麻薬製剤は、そうでない麻薬製剤と比べて乱用の危険性が低い可能性を示唆している」というのがブルックオフの結論だった。

「処方麻薬の乱用、あるいは目的外の転用が懸念される状況では、放出制御型の製剤は、最高血中濃度が一気に高くなり効果発現までの時間が短い製剤に代わるものとして適切かもしれない」

FDAはパーデュー社に対し、医師と患者に向けたオキシコンチンの説明書の中に、MSコンチンのものと似た警告文を掲載することを義務付けた。警告内容の一つは、オキシコンチンの錠剤を割ったり噛んだり砕いたりすると「有毒である可能性のある」量の麻薬が放出され、いわゆる「オピオイドに慣れていない人」あるいは麻薬製剤を一度も摂ったことがない人の場合は特に過剰摂取の危険性が高い、というものだった。オキシコンチンのラベルにはまた、オキシコドンを含む鎮痛薬は「薬物乱用者および麻薬常習者に一般に狙われやすい」とも書かれていた。

だが、FDAがパーデュー社に許可したオキシコンチンの謳い文句は、こうした警告のすべてを凌駕し、間もなくパーデュー社による大々的な販売戦略の要となった。そこにはこう書かれていた――「オキシコンチンの錠剤は吸収が遅いため、乱用の危険性が低いと考えられます」。オキシコンチンが認可される前に、規制当局は、パーデュー社がこの文言を使うことを許可するかどうかについて議論した。オキシコンチンの審査を担当したFDAの審査官、**カーティス・ライト四世**は、麻薬が患者に多幸感を引き起こすことを懸念するならば、血中濃度が「よりゆっくり上昇し、投薬頻度が高くない」薬を使うのは正しい、と主張して、許可することを支持した。

だが、一九九五年の一一月、オキシコンチンが医薬品として承認される一か月前に、別のFDA審査官、ダイアン・シュニッツラーが、この文言をオキシコンチンのラベルに表記することに反対した。「でたらめだわ」とシュニッツラーはライトに宛てて書いている。

「これは本当なの？　これをラベルに表記する正当な理由はあるの？」

「ダイアン、これはまさに本当なんだ」とライトは答えた。

「乱用の危険性があるかどうかを判定する重要な要素の一つは、その薬の効果がどれくらい早く現れるかなんだ、それが『ハイ』の中身を大きく左右するからね。オキシコンチンは溶かして注射するのではなく、錠剤を経口摂取するんだから、おそらくパーコダンより人気がないだろう」

その一か月後、乱用の危険性が低いというラベル表記とともにオキシコンチンが認可されたとき、パーデュー社内はお祭り騒ぎだった。パーデュー社の幹部は社内文書で、FDAが認めたこの文言は「非常に貴重な、宣伝効果の高いもので、間違いなくオキシコンチンにとって何よりの販売ツールとなる」とぶち上げている。カーティス・ライトは、一九九八年、取締役メディカル・ディレクターとしてパーデュー社に入社した。初年度の報酬は、給与、ボーナス、その他のベネフィットを含め総額三七万九〇〇〇ドルに及んだ。

オキシコンチンの販売が始まると、パーデュー社のマーケティング部門は、オピオイド推進派が発信するメッセージを補強する戦術を考案した。つまり、麻薬とその安全性に関する時代遅れの悪いイメージのせいで、何百万人ものアメリカ人が不必要に苦しんでいる、というメッセージである。マーケティング関連のある書類では、パーデュー社の幹部の一人が、治療されず放置されている疼痛についてのアンケート調査を行い、それを報道機関に配布することを提案している。そこにはこう書かれている。

オキシコンチンの発売に「マスコミを巻き込む」ために、ギャラップのような調査会社を使った消費者アンケートを行うことを提案する。これは、悪性、良性にかかわらず、慢性疼痛を抱える患者の数とその問題点にフォーカスしたものである。このアンケートの結果の発表を、徐放性オキシコドン製剤であるオキシコンチンをFDAが承認したことと併せて宣伝する。これは、オキシコンチンのような製品を発売する必要性を生み出す、古典的な問題提起・解決型戦略である。

このアンケート調査が行われたかどうかは定かではないが、後日パーデュー社の出資で行われた調査は、慢性疼痛の問題が驚異的な規模であることを明らかにした。「調査結果」で一番重要なのは、少なくとも家族のうちの一人が慢性疼痛に苦しんでいる家庭が、全米で四四〇〇万世帯にのぼるということだった。アメリカの全世帯の半数近い数字である。「この苦しみはなぜなくならないのでしょうか?」パブリシティ・リリースはそう問いかける。「モルヒネやコデインなどのオピオイド（麻薬性鎮痛薬）の使用が不十分なことが原因の一つです」

発売後二年間のオキシコンチンの売り上げはあまりぱっとしなかった。この二年の間にパーデュー社は、オキシコンチンを医師や病院に宣伝する販売員の大規模なネットワークを独自に構築し始め、まずは一九九六年に、オキシコンチンの販売促進のため、パーデュー社よりはるかに大きい製薬会社、アボット・ラボラトリーズと契約を結んだ。

パーデュー社は、腰背部痛、関節炎、怪我などの、よくある疼痛の治療法を根本から変えるつもりであり、そのために医師らを説得して、オキシコンチン以外の麻薬性鎮痛薬、あるいは麻薬を含まない鎮痛薬からも、オキシコンチンに乗り換えさせようとした。だがそのためにはまず医師らに、現在の疼痛治療が不十分であること、またその問題の解決法が、従来の鎮痛薬よりも使いやすく、安全で、依存の危険性も低いオキシコンチンであるということを納得させる必要があった。

このキャンペーンを始めるにあたり、パーデュー社は医師に、アリゾナ州、カリフォルニア州、フロリダ州のリゾート地で開催される無料招待会議への招待状を送った。会議のテーマは、アメリカにおける疼痛の「過小治療」とその解決策、つまり、オキシコンチンのような長時間作用型麻薬の、より積極的な使用についてだった。やがて、二〇〇〇人から三〇〇〇人の医師がこうした優待旅行に参加することになる。

パーデュー社はまたこうした会議を、自社の「スピーカー・ビューロー」に登録する医師を集めるのに利用した。「スピーカー・ビューロー」とは、製薬会社に金をもらって医療従事者に講演を行う医師の名簿のことだ。医師をこうした「教育のための」優待旅行に招待したり、金を払った医師に同業者に向けて製品の宣伝をさせたりしたのは、パーデュー社だけではない。これはすべての製薬会社が行っていたことだ。こうした行為は、製薬会社と医師の金銭的利害を合致させるというアーサー・サックラーの所業であり、製薬業界から彼らへの金銭の支払いは利益誘導にはあたらないという誤った考えが医師たちの間にあったことの証でもある。

たとえば、パーデュー社の講演を行った医師の一人、アパラチアン・ペイン・ファンデーションのスーザン・バートランド博士は、講演一回につき五〇〇ドルを受け取った。もっと著名な疼痛治療の専門家なら、報酬は三〇〇〇ドルを超えることもあった。

パーデュー社の講演者は、病院の職員会議、地域の医師会主催のイベント、看護師・薬剤師その他のための連続教育プログラムを含むさまざまな場に登壇した。オキシコンチン発売後の数年間にパーデュー社が主催した講演は、パーデュー社の推定で数千回に及ぶ。パーデュー社は、最初にMSコンチンを発売した際にもこれと似たイベントを主催し、がんや疼痛治療の専門医が出席した。だが、オキシコンチンを紹介する講演の聴衆はそれとは異なり、疼痛管理についても、薬物乱用に陥りやすい患者の識別についても、教育を受けていない医師たちだった。

パーデュー社は、これらの講演の目的はあくまでも、疼痛治療の不十分さについて医療従事者の認識を高めることであり、オキシコンチンを売るのが目的ではないと言い張った。だが、競合する鎮痛薬は片手で数えられるほどしかなく、パーデュー社の幹部たちは、彼らの講演が必ずオキシコンチンの販売促進に繋がることをよく承知していた。一九九八年のパーデュー社の事業予算には、「医療従事者（医師、看護師、薬剤師、マネージド・ケア従事者）に、がん性および非がん性疼痛の両方に対して積極的な治療を行う必要性を納得させ、麻薬、特にオキシコンチンの錠剤の積極的な使用を強調する」ための費用が計上されていた。

従来、オキシコンチンのような長時間作用型の鎮痛薬が処方されるのは、より穏やかな鎮痛薬を試して効かなかった場合だけだった。だがパーデュー社は、「複合薬」――麻薬と市販の鎮痛薬が混合されている、パーコセットやタイロックスなどの薬――や、ウルトラムと呼ばれる麻薬を含まない鎮痛薬など、弱い薬を試す前にオキシコンチンを使うよう医師を説得しようとした。

一九九八年の事業予算には、「オピオイド使用の経験の有無にかかわらず、軽度から強度の疼痛が数日以上継続している患者に対し、複合薬やウルトラムではなく、オキシコンチンを医師が処方、あるいは正看護師や適切な薬剤師が推薦するよう説得し、適切な用量とその調節を通じて、オキシコンチン以外の長時間作用型オピオイドの必要性を排除」せよとの指令が含まれていた。

オキシコンチンのマーケティング戦略は、パーデュー社史上最も大胆なものだった。

一九九八年にはパーデュー社の販売員は六二五人ほどで、オキシコンチン発売前のほぼ二倍となり、そのうちの七〇パーセントはオキシコンチンの販売担当だった。販売員として雇われる新社員は三週間の研修を受け、そのうちの四日間は特にMSコンチンとオキシコンチンに当てられた。パーデュー社の本社社屋で行われるこの教育プログラムには、疼痛治療の歴史、科学、そしてそれを改善させるというパーデュー社の使命についてのプレゼンテーションが含まれていた。また、オピオイド推進の立場からの、鎮痛薬の基本についての教育も行われた。研修中、社員は授業の内容についての小テストを受け、その中に、医師が麻薬を処方して患者が依存症になる、いわゆる「医原性の依存症」が起きる危険性に関するものがあった。正しい回答は決まって「一パーセント未満」だった。

研修を終えた販売員は特定の地域に配置され、地区マネージャーの監督の下で働いた。パーデュー社は販売員に、最新のマーケティング・ツールを提供した。他の製薬会社と同様、パーデュー社もまた、医師の処方を記録追跡するＩＭＳヘルスという会社のデータを使っていたが、この会社はかつて、サックラー家と隠れた利害関係があった。ＩＭＳヘルスのデータからは、特定の医師がオキシコンチンをどれくらい処方しているかだけでなく、競合する鎮痛薬をどれくらい処方しているかもわかるようになっていた。

パーデュー社には、新しい統計資料が入手可能になるやいなやＩＭＳヘルスのデータをアップデートする、社内用ウェブサイトがあった。マーケティング担当役員はこのデータを盛り込んだ報告書を作り、同じウェブサイト上に、「郵便番号別販路レポート」「重要販売地域レポート」「複合薬販売機会レポート」といった名前で掲載した。「複合薬販売機会レポート」の「販売機会」とは、すでにパーコセットやバイコディンといった複合薬の処方量が多く、オキシコンチン販売のターゲットとして有望な医師を意味していた。パーデュー社内のマーケティング用語では、医師はその処方量にしたがってランク分けされた。処方量は「デシベル」という単位で表され、最高が一〇デシベルで、デシベル八から一〇に分類された医師は販売機会が最も高いとみなされた。

パーデュー社の販売員は、オキシコンチンを売り込むにあたって、その作用継続時間の長さと純度を、従来の鎮痛薬に勝る点として挙げた。だが彼らには大きな課題が残されていた――麻薬を警戒する医師に、患者はオキシコンチンで依存症になることはないし、乱用もしない、と納得させることだ。

オキシコンチンが発売される以前に医師に対して行われたアンケート調査の結果を見れば、オキシコンチンは、重篤な疼痛患者にのみ使われるニッチ商品になる運命であるように見えた。だがＦＤＡがパーデュー社に、オキシコンチンは従来の鎮痛薬より乱用の危険性が低いと主張することを許可すると、パーデュー社の販売員は強力な販売ツールを手にすることになったのである。どうやってオキシコンチンを医師に売り込むかについて、「僕に脳みそがあれば……」と題された、ある研修用の社内メモにはこう書かれていた。

『オズの魔法使い』の中でドロシーははっきりした目標を持っていました。彼女が求めるものは明確でした――カンザスの家に戻ることです。誰が手伝ってくれるでしょう？　彼女にそれを与えることができるのはただ一人、魔法使いだけでした。マンチキンによれば、「正しい解決法」（この目標を達成する方法）は「黄色いレンガの道」を辿ることでした。注目すべきはドロシーによるエムおばさんの描写です。実はドロシーは、ガードにもエムおばさんがいることを知っていました。それでドロシーたちは中に入れたのです。とうとうトトが、魔法使いのカーテンを引っ張り落として彼の注意を引きます。そのときドロシーには、魔法使いの注意を引くためにはそれを「要求」しなければならないことがわかったのです。

メモはさらにこう続けている。

相手のこと、相手が何を必要としているかを知ることが大切です。訪問する前にその顧客について調べましょう。暗闇の中で標的を狙っても当たる確率は高くありません。あなたの「メッセージ」を発射する準備をする際には、どこを狙い、何に命中させたいのかを知らなくてはなりません。医師は、「オピオイドに依存させることなく疼痛患者を痛みから救いたい」のです。

アプローチの仕方をよく練りましょう——あなたを最もうまく目標に近づけてくれる考え方や一文です。たとえばこう言いましょう。「オキシコンチンの添付書に記載されていますが、ＦＤＡによりますと、『薬物依存症の特徴は、薬物を、医療用途以外の目的で入手し、買いだめし、乱用すること』であり、『オキシコンチンは吸収が遅いため、乱用の危険性が低いと考えられています』」

メモの最後は、「『虹の彼方に』は、黄金の入った壺があなたを待っています！」と結ばれている。

オキシコンチンの販売員を集めるのはパーデュー社にとって容易なことだった。パーデュー社が提供するボーナス制度は、製薬業界でも最も割の良いものだったからだ。

通常、製薬会社の販売員に支払われるボーナスは、担当地区の医師によるその会社の製品の処方数が前年比でどれくらい増えたかによって決まった。パーデュー社のシステムはそれとは異なり、処方されたオキシコンチンの金額がどれくらい増加したかがベースとなっていた。その結果、パーデュー社の販売員には、オキシコンチンの用量をより高くするよう医師に推奨する金銭的な動機があった。一錠あたりの用量が多ければ多いほど、価格も高くなったからである。

この制度は、当然ながらまた、ある結果をもたらした。パーデュー社で最も高給取りの販売員は、医師が非合法のピル・ミルを運営し、オキシコンチンの乱用が蔓延する地域の担当者だったのである。

そうした「ホットスポット」（パーデュー社内ではそう呼ばれていた）の一つに、サウスカロライナ州のマートルビーチという観光地があった。町の薬局のオーナーたちは、この地区を担当するパーデュー社の販売員に、オキシコンチンを手に入れるために地元の疼痛クリニックにやってくる疑わしい「患者」がいる、と言った。そのクリニックがあるショッピングセンターの駐車場は、朝から晩まで、数十台の車――その多くはサウスカロライナ州以外の州のナンバープレートをつけていた――で満杯だというのである。

マートルビーチの薬剤師、ロン・メーソンは、自分の薬局が二度目の盗難に遭って間もないあるとき、パーデュー社の販売員を問い詰めた。一度目に強盗が入ったのは一九九九年で、犯人は店に入ると店員の頭に銃を押し付け、オキシコンチンをよこせと名指しで要求した。メーソンは、パーデュー社の販売員は疼痛クリニックで何が起こっているか知っているにもかかわらず、売り上げに対する手数料を受け取っていたために何も言わなかったに違いないと考えた。

DEA（麻薬取締局）がマートルビーチの疼痛クリニックの調査を始めてからも、この地域で処方されるオキシコンチンの金額は増え続けた。二〇〇一年の第1四半期だけでも売り上げは一〇〇万ドル増加しており、これは、アメリカ国内のどんな販売地区の売り上げ増加額と比べても、三〇万ドル多かった。この大幅な売り上げ増加の理由について報道記者に訊かれたパーデュー社の広報担当者は、マートルビーチには、鎮痛薬を必要とする関節炎のような疾患のある高齢の住民が多いせいだと答えた。

従来、麻薬の製造企業が広告を通じて薬を直接患者に売ることはなかった。だがパーデュー社は、広告とは違う方法でオキシコンチンに関するメッセージを患者に届けた。その方法の一つが、すでに存在する、「痛みと闘うパートナー」という広報プログラムを利用することだった。そのウェブサイトには、各地域の疼痛治療専門医が紹介されていた。パーデュー社は、診療所の待合室にパンフレットやビデオを置き、患者に、疼痛について医師に相談することを奨励した。

自社の薬は競合他社の製品に比べて乱用の危険性が低い可能性がある、と合法的に主張できるだけで満足する会社もあっただろう。だがパーデュー社はそれだけでは満足しなかった。パーデュー社が抱える多数の販売員たちはアメリカ各地で、オキシコンチンは従来の鎮痛薬と比べて乱用の危険性が低い、または乱用の危険性がまったくない、と言って医師に売り込みを始めた。

インディアナ州の販売員の一人はある医師に、オキシコンチンはパーコセットのような従来型の鎮痛薬よりも安全であると説明した。サウスカロライナ州の販売員は、オキシコンチンに依存性はないと言った。そしてペニントン・ギャップでは、パーデュー社の販売員が薬局を訪れ、グレッグ・スチュアートという薬剤師に、薬物乱用者はオキシコンチンには興味を持たないだろうと言ったのである。

FIVE シニア・ナイト

二〇〇〇年の秋、ペニントン・ギャップの小さな繁華街はオキシコンチンの密売人だらけだった。彼らはそこら中に立ち、二〇ミリグラム含有のオキシコンチンがあるという印の二本指を立てるか、四〇ミリグラム入りの錠剤がある場合は指を四本立てていた。リンジー・マイヤーズは、付き合い始めて間もないボーイフレンド、地元で整備士として働く八歳年上のレイとともに、彼らの常連客だった。

二人はオキシコンチンを手に入れるために一日三〇〇ドルほど使っており、リンジーの銀行口座はあっという間に残高ゼロになった。だがリンジーは別の現金入手先を見つけた――両親の寝室にある耐火金庫だ。リンジーは鍵を隠してある場所を知っていたので、家に一人になると、その鍵を使って金庫を開けた。

金庫の棚には、シェービングクリームの容器のような金属製の缶が二つ置かれていた。その一つを手に取り、偽底のネジを外すと、中にはくしゃくしゃの一〇〇ドル札がひとつかみ詰め込まれていた。紙幣を取り出しながらリンジーは、「やった、神様ありがとう」と心の中でつぶやいた。間もなくリンジーは定期的に金庫から金を盗むようになった。だがある日、鍵を取りに行くと、誰かがその置き場所を変えていた。

リンジーが現金を手に入れられなくなったのはたまたま、高校で行われるフットボールのシーズン最後のゲーム「シニア・ナイト」と呼ばれる試合の日だった。本拠地で行われるその年に卒業する選手とチアリーダーの名前が一人ひとり、拡声器を使って読み上げられる。誇らしげな両親とともに、高校三年の生徒は一人ずつ、拍手する友人や隣人たちを前に、五〇ヤードラインの上を歩くのだった。

リンジーは、シニア・ナイトの花形だった。チアリーダーのチームの、今年卒業するキャプテンだったのである。だがその日、講堂のステージで試合前に行われる激励会で、他のチアリーダーたちが飛んだり跳ねたり大声で叫んだりしている間、リンジーはインフルエンザに罹ったような気分だった。最後にオキシコンチンを飲んでから二四時間以上経ち、一日中何度もトイレに駆け込んでいた。リンジーには、オキシコンチンを摂るまで気分が悪いのは治らないことがわかっていた。

激励会が終わると、リンジーはレイに会った。レイは金がなかったが、兄に電話で泣きついてすぐに一〇〇ドル送ってもらうから、と約束していた。彼はリンジーに、金が手に入り次第、四〇ミリグラムのオキシコンチンを二錠買って一錠彼女に渡すと言った。

数時間後、試合の最中、リンジーは吐き気と闘いながら懸命にチームを応援した。ハーフタイムの笛が鳴ると、レイの姿を探してスタジアムを眺め回したが、代わりに目に入ったのは、サイドラインの横に立っている両親だった。二人にとってもそれは大事な夜で、他の生徒の親たちと談笑する二人はくつろいで幸せそうだった。

そして行進の時間になった。リンジーの耳に、スタジアムの拡声装置から自分の名前が大音響で聞こえてきた。「リンジー・マイヤーズは三年生で、女子チアリーディングの代表チームのキャプテンです」とアナウンサーが言った。「ご両親はジェーン・マイヤーズとジョニー・マイヤーズ。一七歳です」。ジェーンとジョニーは、最低の気分のリンジーに付き添ってフィールドを横切った。反対側のサイドラインまで来ると、彼女にキスをし、おめでとう、よくやった、と言う両親に、リンジーは嬉しそうなふりをして見せた。だが二人がその場を離れるやいなや、リンジーは不安な気持ちでレイの姿をスタンドに探した。そしてとうとう、レイがスタジアムの階段をフィールドに向かって下りてくるのを見つけた。

彼はリンジーと目を合わせず、スタンドの下を通るトンネルに向かって歩き続けた。数分待ってからリンジーは、こっそりと他のチアリーダーから離れてレイの後を追った。トンネルの中で待っているレイはすでにハイだった。彼はリンジーに、四〇ミリグラムのオキシコンチンの錠剤が入った小さなセロハンの袋を渡した。リンジーは近くのトイレへ行き、錠剤をリップクリームの容器で潰して、粉になったオキシコンチンを鼻から吸い込んで鼻を拭い、走ってフィールドに戻った。

リー郡のそこかしこでオキシコンチン危機が悪化していた。薬物依存症の両親が育児を放棄したために児童養護制度の管理下に置かれなければならない子どもの数は倍増した。開業準備中だったあるメサドン・クリニックは、開業して最初の一二か月間、一日に治療するオピオイド依存症患者の数は一五人程度だろうと見積もっていたが、開業して六か月経ってみると、一日に診察する患者は二五〇人にのぼり、その大部分がオキシコンチンの依存症だった。

パーデュー社内では、メーン州の司法長官ジェイ・マクロスキーが発布した警告文が警鐘を鳴らした。パーデュー社の広報戦略担当幹部**ロビン・ホーゲン**は、マーケティング部門の幹部に、「封じ込め戦略」が必要だ、と言った。マクロスキーの要請でパーデュー社は、医師向けに開催していた週末の「研修」旅行を中止し、またコピー機で複製したり簡単に偽造したりできない処方箋パッドを配布し始めた。

アート・ヴァン・ズィーには、こうした措置は称賛には値するが無駄なことに思えた。彼は、パーデュー社がオキシコンチンの市場を急激に拡大したことが、オキシコンチン蔓延を引き起こした原因だと考えていた。それを元に戻したければ、パーデュー社がオキシコンチンを宣伝・販売する方法を根本的に変えなければならない。

二〇〇〇年一一月、ヴァン・ズィーは、パーデュー社のデヴィッド・ハドックスに連絡を取った。リッチランズで面談してから一か月経ち、ハドックスはまたこの地域に来訪することになっていた。彼は、ペニントン・ギャップの近くのホリデイ・インで、ヴァン・ズィーと、地元の薬物依存症カウンセラーであるラリー・ラベンダーと夕食を摂ることに同意した。

麻薬性鎮痛薬が乱用されたのは、オキシコンチンが初めてではなかった。

事実、麻薬性鎮痛薬の歴史は、疼痛を抑えつつ依存症にはならない「特効薬」を見つける、という試みの失敗の歴史だった。モルヒネは初め、アヘンよりも依存性が低いと考えられており、ヘロインは、そのモルヒネよりも依存性の低い代替品として一八九八年に売り出された。医師の中には、ヘロインをモルヒネ中毒の治療薬として推奨する者さえいたが、ヘロイン自体が麻薬として人を惹きつけることがすぐに明らかになり、ヘロインの製造は一九二四年に禁止された。数年後、ヒドロモルフォンという麻薬を含有する新しい鎮痛薬が、ディラウディッドという商品名で発売された。モルヒネに代わる、依存性のない薬、という触れ込みのディラウディッドだったが、すぐにその乱用が広がり、「薬局で買えるヘロイン」とあだ名されるようになった。

一九六〇年代後半、スターリング・ドラッグという製薬会社が、ペンタゾシンという薬を合成したと発表した。タルウィンという商品名で販売されたこの薬は、モルヒネ並みの鎮痛作用があるが依存性はないという触れ込みだった。これは、ケンタッキー州レキシントンにある連邦刑務所の受刑者を含む数千人が監督のもとにこの薬を使った、大規模な試験の結果に基づいていた。ところが麻薬の常習者はすぐに、この薬でヘロインのような陶酔感を得る方法を発見した。それを自分の手柄だと名乗る者はいなかったが、タルウィンの守りを破るには巧妙なアイデアを必要とした――タルウィンの錠剤を、どこでも手に入る抗ヒスタミン剤と一緒に水に溶かすことで、麻薬常習者の間では「ティーズ・アンド・ブルース」と呼ばれる、ヘロインの代替品として注射できる薬物ができたのである。

数年のうちにタルウィンの乱用があまりにも深刻になったため、スターリング社は、ナロキソンという化合物を加えることでタルウィンの成分配合を変え、新しい薬をタルウィンNXとして販売した。麻薬性鎮痛薬の多くがそうであるように、ナロキソンもまたアヘンケシから作られたが、ヘロインやオキシコドンとは逆の作用を持っていた。脳内の「受容体」(神経伝達物質)を刺激して人をハイにする代わりに、ナロキソンはそうした受容体における化学物質の伝達を阻害し、麻薬の作用を逆転させるのである。

数十年後、警官は、薬物を過剰摂取した人を蘇生させる必要があるときのために、ナロキソン(ナルカンとも呼ばれる)の点鼻薬またはナロキソンが入った注射器を携帯するようになる。製薬会社の意図通りに経口摂取すればナロキソンは胃で中和されるので、ナロキソンを加えてもタルウィンの鎮痛作用に変わりはない。だが麻薬常習者がタルウィンNXを注射しても、ナロキソンが配合されているために、ハイにはならなかった。一九八〇年代の初めにタルウィンNXが発売されて間もなく、この薬の乱用は劇的に減少した。

遅れて現れたハドックスは、ようやくホリデイ・インに着くと、遅れたことを詫び、ノースカロライナ州のある町でオキシコンチン乱用に関する市民集会に出てきたのだと説明した。食事の間、ハドックスは薬物乱用と依存症についての豊富な知識でヴァン・ズィーとラベンダーを感心させた。ラベンダーが、自分の患者である一三歳の少女がオキシコンチンを皮下注射しているという話をすると、ハドックスは同情する表情を見せた。コーヒーを飲みながらヴァン・ズィーは、パーデュー社がオキシコンチンの入手をあまりにも容易にしていることが一番の懸念だ、と言った。それから、上着のポケットから一枚の紙を取り出した。彼がパーデュー社に要望する対応策のリストだった。

1：すべての医師およびミッドレベル・プロバイダー［訳注：医師の監督下で診察・診断・治療などを行うことができる医療専門職の総称］に書面――（赤文字で）警告書――を送り、米国の一部の地域でオキシコンチンが大々的に乱用され（静脈注射または鼻からの吸入）、それがオピオイド依存者を生み、往々にしてオピオイド依存に伴う、医療面、私生活、社会生活への影響を与えているという事実への注意を喚起する。

2：疼痛治療を行う部署の医師、疼痛治療の専門医のすべてに、より詳しい警告書を送付する。

3：非がん性慢性疼痛の治療薬としてのオキシコンチン販売を中止する。そのために、そうした状況（慢性の非がん性疼痛）でのオキシコンチンの使用を促すすべての広告を中止する。

4：パーデュー・ファーマのウェブサイトを改訂し、アメリカの一部の地域でオキシコンチンの大規模な乱用が報告されていることを掲載し、詳細を説明する。

5：全国で行われている、非がん性慢性疼痛に対するオピオイドの使用を強力に推奨する疼痛管理セミナーの主催を中止する。

6：乱用の拡大がわかっている地域——具体的に言えば、バージニア州の南西部、オハイオ州のシンシナチ周辺、ペンシルバニア州アルトゥーナ、メーン州——におけるオキシコンチンの販売に関して、パーデュー社が持っているデータを精査する。

これらの地域では、医師によるオキシコンチンの処方——たとえば人口一〇万人あたりの処方グラム数——が有意に多いのか？　特に乱用がひどい地域では、オキシコンチンが処方される頻度が他と比べてかなり高いのか？

これらの地域は、医師らに対してオキシコンチンの使用を他よりも強力に推奨するためにパーデュー・ファーマが選んだ地域なのか？

地域によるこうした乱用率の差を説明できる要素は、他にどんなものが特定できるのか？

8：オキシコンチンを、乱用の危険性が大幅に低減すると思われるオキシコドンとナロキソンの組み合わせに変更する。

アート・ヴァン・ズィー、医師

ハドックスはその書面にちらりと目をやった後、彼らの提言を社に伝えることをヴァン・ズィーとラベンダーに約束して、三人は会食を終えた。ハドックスがこの問題に耳を傾けてくれたことに勇気づけられたヴァン・ズィーは、ハドックスに礼状を書き、あらためて、バージニア州南西部の学校で行われる薬物乱用についての教育プログラムへの協賛を検討するよう提案した。それから、やり取りしていたパーデュー社の別の幹部、ダニエル・スパイカー博士にもこう書き送った。

先日はデヴィッド・ハドックス氏とお会いでき幸甚でした。我々が共有する懸念であることの問題の解決に、デヴィッドが関心を寄せてくれていることを嬉しく思っています。デヴィッドに実践的な提案を求められたので、二〇〇〇年一一月二〇日に作成したリストを渡しました。提案の中には、手厳しく、現実的でないと思われるものもあるかもしれません。でも、アメリカの一部の地域で起こっているオキシコンチンの乱用が、これほどまでに大規模なものになると想像した人はいないでしょう。私が恐れているのは、これは前哨地域にすぎないのではないかということです――HIV流行の初期にサンフランシスコとニューヨークがそうであったように。こんなことがなぜ起きているのか、わかっている人はいないと思います。ですから、その理由がよりよく理解され、人々に受け入れられるようになるまでは、非がん性慢性疼痛に対するオキシコンチンの使用を推奨するのをやめるというのが私の提言です。何が起きているのかを私たちがよりよく理解するまでは、公衆衛生にとっても御社にとってもそれが最善の策であると思います。

パーデュー社はヴァン・ズィーの提言になど興味はなかった。だが、ヴァン・ズィーがハドックスに提言書を渡してしばらく経った頃、エール大学の薬物乱用問題の専門家、デヴィッド・フィレン博士とリチャード・ショッテンフェルト博士の二名が、ペニントン・ギャップから八〇キロほど東にあるバージニア州セントポールという小さな町のコミュニティセンターにやって来た。間もなく、立食スタイルの食事――フライドチキンやビスケットやサラダ——が並べられた会場に、一五〇人近い人々が集まった。来場者の多くは医師で、ヴィンス・ストラヴィーノのように、医学部の学費を払うために政府から借りた学生ローンを返済する手段として、連邦政府の公衆衛生局に所属する医師としてアパラチア地方に働きに来た人々だった。

この集会を企画したのはアート・ヴァン・ズィーで、それには二つ理由があった。リー郡およびその近隣地域の、アヘン中毒患者に接した経験がほとんどない医師たちに情報を提供すること。アパラチア地方では、麻薬常習者の間でヘロインはさほど蔓延したことがなかったのである。ペニントン・ギャップのようなところは、ヘロイン密売の拠点や輸送経路となる大都市や州間幹線道路から遠すぎたのだ。

ところが今、この地域の医師の誰もが、ヘロインと同等の依存性を持つ合法薬物、オキシコンチンの中毒者を相手にしていた。この地域の医療従事者は特に、アパラチアン・ペイン・ファンデーションのような団体による誤った情報の拡散に対して脆弱であるとヴァン・ズィーは考え、正しい情報がそれに対する対抗手段になることを願った。

フィレンとショッテンフェルトは聴衆に、依存症と、そのさまざまな治療法について説明した。彼らによれば、ある薬に対して依存症になる人とならない人がいるのがなぜなのかは専門家も正確には知らず、遺伝的・神経生物学的・社会的要因のすべてが関係しているのではないかと考えられた。常習癖がつくことと依存症は同じではない、と彼らは指摘した。後者は、医師の監督の下でオピオイドを摂っている人が、心理的にではなく身体的にその薬に依存する、自然なプロセスだ。オピオイドの推進派は昔から、オピオイドを使っている患者がその用量を減らしたり服用を止めたりすると離脱症状が現れるために、誤って常習者と呼ばれている、と主張してきた。

だが薬物乱用に詳しい専門家の中には、この二つの状態の違いはあまり明確ではないと考える者もいた。麻薬の使用を止めることで患者が経験する激しい身体的反応と心理的ストレスが、常習癖がつく一因となることもあった。言い換えれば、離脱症状が起きるのが怖い患者は、なんとかして鎮痛薬を摂り続けようとするのである。フィレンはさらに、オキシコンチンは非常に有益な薬だが、リー郡のようなところは、それを処方するのにあまり適した場所とは言えない、と付け加えた。誤用された場合に起きる悲惨な状況に対処するためのリソースがないからだ。

集会の終わり近く、聴衆の一人が、ヴァン・ズィーとエール大学の専門家に、突っかかるような質問を投げつけた。オキシコンチンが処方されなくなればオピオイドの乱用問題はなくなるのかと尋ねたのである。ヴァン・ズィーが後で聞いたところによれば、それはパーデュー社の販売員だった。

二〇〇〇年一二月の初頭、セントポールでの集会の一週間ほど後、ヴァン・ズィーは自宅地下室のオフィスで別の手紙を書いていた――今度はＦＤＡ宛てである。

デヴィッド・ハドックスとの面談後、彼はしばらくは状況を楽観視していた。だが、ハドックスや他のパーデュー社の幹部が何を言ったとしても、パーデュー社の行動――行動の欠如と言った方が正しいが――は、言葉よりもはっきりと彼らの意図を表していた。その数日前、ヴァン・ズィーはメリーランド州ロックビルにあるFDAの本部に電話をかけ、FDAの規制物質担当者に、バージニア州南西部におけるオキシコンチン問題の大きさについて説明した。そのときの会話を補足するためのこの手紙は、リー郡におけるオキシコンチン乱用の蔓延について述べ、連邦政府が行動を起こすことを促すためのものだった。彼はまた、別の政府機関、国立薬物乱用研究所の職員にも同じ手紙を送った。

この問題について、医学文献には書かれておりません。疼痛管理の専門家たちは非がん性慢性疼痛に対するオピオイドの使用を推奨し、パーデュー・ファーマ社も非がん性慢性疼痛に使用するためにオピオイドを積極的に販売しています。実体験から申せば、我々の地域では、多量のオピオイドを使用することは、医学的にも社会的にも最悪の事態を引き起こしています。そしてこれは今後数年のうちに全国的に起こることの前触れではないかと懸念しています。

できることなら、貴機関がこの件について詳しく調査していただきたい。この件が我々の地域にもたらした問題の大きさはどれほど強調しても足りません。

私はこの件について、パーデュー・ファーマ社の上級メディカルディレクターであるダン・スパイカー博士と話しており、パーデュー・ファーマ社はこの問題をよく認識しております。いくつかの提言をした中で、警告書あるいは緊急通知といった形でアメリカ全国の医師に書面を送り、少なくともアメリカの一部の地域では、オキシコンチンを鼻から吸入したり注射するなどの乱用が起き、オピオイド依存症につながっていること、オキシコンチンを処方するすべての医師はそうした可能性を認識する必要がある旨を説明するよう要請しております。

それから間もなく、リー・カウンティ・ホスピタルで患者を回診していたアート・ヴァン・ズィーは、ヴィンス・ストラヴィーノに出くわした。彼はストラヴィーノに、君は正しかった、と言った。**オキシコンチンの問題を解決する方法は一つしかない。そしてそれは、政府がこの薬をリコールすること**だった。

軽々しく辿り着いた結論ではなかった。パーデュー社がそうさせたのだ。パーデュー社は、オキシコンチンの入手を制限するために極めて重要であるとヴァン・ズィーが考える措置を取ることにも、増えつつあるオキシコンチンの乱用について全国の医師に警告書を送ることにも、何ら関心を示さなかったのである。パーデュー社は、彼らの鎮痛薬が引き起こしている問題に対して責任を取ることは決してなく、可能な限り広範にオキシコンチンの販売を続ける気である、とヴァン・ズィーは結論した。

パーデュー社と争いたいわけではなかった。だがもはや他に選択肢はなかった。彼とリー郡の住民が声を上げ、ＦＤＡに対応を迫らなければならなかった。

SIX
ホットスポット

二〇〇一年三月、パーデュー社幹部の一団が、バージニア州の司法長官マーク・アーリーの強い要望を受けてバージニア州リッチモンドにやって来た。アーリーは、**リチャード・サックラー**――パーデュー社代表取締役でありレイモンド・サックラーの息子――に、「オキシコンチンの非合法的な販売が広がり、バージニア州南西部で依存症と犯罪の蔓延を引き起こしていること」に「重大な」懸念を抱いている、という書簡を送っていた。

幹部一行を率いていたのはリチャード・サックラーではなく、パーデュー社の最高責任弁護士、**ハワード・ユデル**だった。ユデルはアーリーに、その少し前にパーデュー社がメーン州で発表したのと同じ内容の計画書を提出した。そこには、十代の若者に処方薬の危険性を警告するプログラムと、バージニア州が処方箋監視システムを研究開発するための助成金一〇万ドルが含まれていた。

その少し前、ヴァン・ズィーは公式に、FDAにオキシコンチンのリコールを求める市民による請願書署名運動を立ち上げるための集会を、リー・カウンティ・ハイスクールで開催する計画を発表していた。パーデュー社はこの噂を聞きつけ、リッチモンドでの司法長官とのミーティングで、パーデュー社が市の薬物乱用カウンセリング制度に経済的支援を行うのには条件があると言った。このミーティングに出席していたリー郡の保安官ゲリー・パーソンズはこのことをヴァン・ズィーに伝えた。

パーソンズによればパーデュー社は、ヴァン・ズィーにはいかなる形でもこの制度に関係して欲しくないのだった――なぜなら、ヴァン・ズィーはパーデュー社の金を、オキシコンチンの販売に反対する彼のキャンペーンに使うのではないかと心配だったからだ。ヴァン・ズィーはそれを意に介さなかった。「それがリー郡の役に立ち、僕がいない方がいいなら、それでいいさ」と彼は言った。

一週間後、リー・カウンティ・ハイスクールの講堂には、子どもや兄弟や恋人や友人がオキシコンチン乱用の影響を受けた、暗い顔をした市民八〇〇人が、ヴァン・ズィーらの話を聞くために集まった。表には、農作業用のオーバーオールを着た男が一人、「麻薬密売人お断り」と走り書きされたダンボール紙を持って立っていた。

ジェーン・マイヤーズは、リンジーとボーイフレンドのレイと一緒に席に着いた。リンジーが高校に戻ったのは二か月ぶりだった。リンジーとレイはリハビリ施設に通っていて、毎日四時間かけてペニントン・ギャップとテネシー州ノックスビルを往復していた。それが一番近いメサドン・クリニックだったのである。クリニックはノックスビルの治安の悪い地区にあって、クリニック付近の路上にはクラック・コカインの売人があちこちに立っていた。

リンジーはメサドンによる治療プログラムを完遂しようと懸命だった。高校の授業を受けることはできなくなったが、母親は、その春リンジーが同級生たちと一緒に卒業できることを願いながら、家庭教師を雇って、毎日午後リンジーが自宅で勉強できるようにした。リンジーは、メサドンを摂るのはまるで一つの薬物を別の薬物で置き換えているようなものだと思わずにはいられなかった。

ヴァン・ズィーとベス・デーヴィスは、シニア・ナイトの激励会でリンジーが悪戦苦闘した、あの舞台に立っていた。シスター・ベスが集会の口火を切り、続いて教会の指導者の数人が話をした。それからヴァン・ズィーの番になった。一時は、オキシコンチンはリスクよりもベネフィットの方が大きいように思えたのだが、今では、オキシコンチンはあまりにも危険であることが明らかである、と彼は言った。

「オキシコンチンの乱用が、数え切れないほどの家族に、そしてこの町にもたらした痛みと苦しみは、この薬の恩恵とは比べようもないほど大きいものです」

ペニントン・ギャップで発行される週刊新聞『パウエル・バレー・ニュース』は、一面のほぼ全面を使ってこの集会を報じた。同紙はまた、リコール要求に対するパーデュー社の明確な回答も掲載した。編集部に宛てた書簡の中でパーデュー社は、オキシコンチンの製品回収や使用制限を拒絶したのである。「いかなる形であれ、オキシコンチンの入手を制限しようとすることは、疼痛を抑えて生活機能を取り戻すためにこの薬が必要な多数の患者のためにならない」とパーデュー社は言った。

数十億ドルの資産価値があるパーデュー社ほどの製薬会社が、アート・ヴァン・ズィーのような田舎町の医者の言うことに反応するというのは、奇妙に思えるかもしれない。デヴィッド・ハドックスをはじめとする幹部社員は、二〇〇〇年、麻薬依存が蔓延する町を次々に訪れては、オキシコンチンの乱用が起きているのはいくつかの「ホット・スポット」に限られていると主張した。だが二〇〇一年の初めには、パーデュー社の経営陣も、オキシコンチンに対する強い反発が起きているのを目にするようになった。二月には、ケンタッキー州の東部で大規模な強制捜査――人々はこれを「オキシ祭り」と呼んだ――があり、オキシコンチンを不法に所持あるいは販売していた二〇〇人以上が逮捕されて、オキシコンチンの乱用のニュースは地方から全国へと拡がった。

大手報道機関は、「特効薬」が失敗した例としてオキシコンチンに飛びついた――強力な、乱用されないはずの鎮痛薬が、危険なストリートドラッグになったのだ。

「オキシ祭り」の数週間後、『ニューヨーク・タイムズ』紙の一面に掲載された長文記事は、オキシコンチンの安全性に関するパーデュー社の主張に疑問を投げかけ、医師や看護師の中には、パーデュー社によるあまりにも積極的な販売戦略が問題の一因となったと考える者もいる、と報じた。ニューヨーク・タイムズ紙の記事に引用された検視官や地方警察官は、薬物の過剰摂取による死亡事例のうち、少なくとも一二〇件がオキシコンチンがらみであると推定した。記事には、過去二〇年間に新発売された処方薬の中で、発売後これほどの短期間にこれほど多数の人が乱用した薬は他にはない、という麻薬取締局職員の言葉が引用されていた。

『タイム』『ニューズウィーク』などの週刊誌、そして『ピープル』誌までもが、オキシコンチンの乱用について大々的に伝えた。パーデュー社がオキシコンチン関連ニュースを監視するために雇ったPR会社、フライシュマン・ヒラードは、「オキシコンチンの話題がマスコミに広がり続けている」と報告し、数々の報道事例を挙げた。そのうちの一つ、二〇〇一年のNBCテレビの報道は、この件に関するマスコミ報道の論調の典型的なものだった。フライシュマン・ヒラードの報告書にはこう書かれている。

三月二二日、NBCの『イブニング・ニュース』は、十代から二十代の若者に広がるオキシコンチンの乱用を取り上げた。NBCの報道自体はかなりバランスの取れたものではあったが、アメリカでも最大のメディア市場のいくつかでは、系列局の多くがこの話題の前に、オキシコンチン常習者である夫が自宅に放火しようとした女性の話を含むティーザーを流し、「これは市場から排除すべきよ。このせいで人が死んでるんだから」という女性の言葉を紹介している。NBCの『イブニング・ニュース』で全国に流れたニュースには、ある医師が出演し、自分の患者にはオキシコンチンは処方しないし、オキシコンチンは依存性が低くなるように成分配合を変えるべきである、と発言している。こうした発言は、医師による医薬品処方を規制しようとする国会議員らに攻撃の材料を与えることとなり、NBCの報道の結果、アメリカ全国の人がこの件を耳にしている。

オキシコンチンが登場する前は、ほとんどのジャーナリストはパーデュー・ファーマという名を聞いたこともなかったし、サックラー家についても知っていることはわずかだった。サックラーという名前を知っていても、その名前は製薬業界よりもむしろ、サックラー家が出資している美術館、ギャラリー、医大などと結び付いていることの方が多かった。時折、社会面にサックラー家の人間の写真が載ることはあったが、基本的に彼らは、細かく取り沙汰されることを避けた。

アメリカの多くの製薬会社と違って、パーデュー社はサックラー家が所有する私企業だった。株式が公開されていないため、パーデュー社の財務記録や商取引の内容が外部機関の査察を受けることもなかった。新聞記者はパーデュー社については報道せず、製薬業界のアナリストはその運営について見解を述べず、上場企業の場合のように、役員会の一部である外部取締役が運営に口を挟むこともできなかった。

前例のない危機に見舞われながらも、パーデュー社と最も深い関わりのあるサックラー家の三人――モーティマー、レイモンド、そしてレイモンドの息子リチャード――がオキシコンチンの乱用について公式に発言することはなかった。彼らは、パーデュー社幹部であるデヴィッド・ハドックス、最高経営責任者**マイケル・フリードマン**、最高責任弁護士であるハワード・ユデルらに政府やマスコミとのやり取りを任せたのである。

二〇〇一年初頭、オキシコンチンの乱用に関する報道に危機感を持ったFDA職員が、パーデュー社の本社に連絡を取った。職員の一人は、「我々は、伝わってくる情報に大きな懸念を抱いており、この問題がさらに悪化するのを防ぐためにどのような協力関係を築けるかが知りたいということを明確に伝えた」と言っている。

オキシコンチンとパーデュー社の運命が危機に瀕していた。二〇〇〇年、リチャード・サックラーは、オキシコンチンの販売員の集会で、オキシコンチンの特筆すべき売り上げ増加は今後も長い間継続し、経営に貢献するだろう、と言った。だが、パーデュー社の評判が攻撃の的となり、政府の規制機関がこの問題に対する社の対応に疑念を抱いている今となっては、それも危ぶまれた。

ロビン・ホーゲンなどのパーデュー社幹部の要請により、社内の広報責任者らは、オキシコンチンの積極的なマーケティングに対する批判をかわし、販売が規制されるのを避けるためのいくつかの戦術を考えた。

パーデュー社は、社内の人員不足を補完するため、危機管理の専門家やメディア・コンサルタントを何社も雇った。そのうちの一つ、マックギン・グループは、四面楚歌にあった豊胸用インプラントの製造会社や含鉛塗料業界を代弁した経験があったし、ニコルズ・デゼンホールという会社は自らを「危機管理といちかばちかのコミュニケーション戦略の第一人者」と呼んでいた。この二社は、オキシコンチンを取り巻く怒りの波を静め、パーデュー社幹部が不公平と感じる、マスコミのパーデュー社に関する報じ方への反撃を試みた。

そうやって生まれた反撃の方法とは、オキシコンチンの合法的な使用をてこ入れし、マスコミの関心をオキシコンチンの乱用から逸して、世間の注目を、処方薬の乱用という一般的な話題にすり替えるというものだった。パーデュー社幹部に言わせると、オキシコンチンは単に、昔から乱用されてきた数々の医薬品に一番最近加わったものであるにすぎないのだった。

自分たちの主張を裏付けるためパーデュー社は、バイコディンのようなヒドロコドン含有鎮痛薬がらみの過剰摂取事故の方が、オキシコンチンのようなオキシコドン含有鎮痛薬がらみのそれよりもはるかに多いということを示す円グラフをばら撒いた。その数字は嘘ではなかったが、誤解を生むものだった——なぜなら、ヒドロコドン含有の鎮痛薬の処方数は、オキシコドン含有鎮痛薬の処方数の三倍あったのだから。

パーデュー社の防衛策の核をなすのは、オキシコンチンを使って満足した疼痛患者たちの証言だった。パーデュー社の幹部たちは、コミュニケーション・コンサルタントから丁寧な指導を受けた後、公の場で、麻薬常習者の行動によって本物の患者がこの薬を使えなくなれば、それは悲劇である、と主張した。

二〇〇一年初頭、パーデュー社に雇われた多数の現地企業の一つであるバージニア州の小さなPR会社は、「オキシコンチン乱用に関するマスコミ報道によって疼痛患者が『無言の犠牲者』になっている」というパーデュー社のメッセージを伝えるのが自分たちの使命だと述べている。新たな「麻薬撲滅戦争」が疼痛患者の健康を脅かしている、という、初期の疼痛管理ムーブメントの主張を使い回した記事が見られるようになった。中には、報道機関がオキシコンチンの闇の部分にばかりフォーカスしたことが乱用問題を悪化させたのだと主張するものさえあった。

テレビ評論家のトム・シェイルズは、マスコミがオキシコンチンを大々的に取り上げたことで、好奇心の強い若者はこの薬を試してみたくなったのだと言った。シェイルズはこう書いている。

（ニュースが）ハイになる方法を視聴者に教える。それから記者は続報で、乱用がますます増えていることにショックを受け、動揺している、と言う。……そう、ハイになるためにオキシコンチンを使う若者は増えている――夜のニュース番組でそのことを聞いたり、使い方を見たりするからだ。

たしかに、オキシコンチンの乱用を伝えるニュースの増加は波及効果を生んでいたが、それはパーデュー社の主張とは違っていた。医師の中にはオキシコンチンの処方を減らした者もいたし、あるいはまったく処方しなくなった者もいた。また患者の一部は、たとえそれまでオキシコンチンを使って調子が良くても、もう使いたくないと医師に言った。

デヴィッド・ハドックスをはじめとするパーデュー社の最高幹部らは、新聞社の編集部とミーティングを持って、自分たちの立場を釈明し始めた。パーデュー社は、オキシコンチンの乱用問題の沈静化のために、できるだけ迅速な対応を取り、製薬業界ではかつて前例のない取り組みを開始したと言った。「企業責任における新たな基準」と彼らが呼ぶものを制定したというのである。

社内報告書によれば、パーデュー社はまた同時に、重要な国会議員やブッシュ政権の官僚たちに対し、潤沢な資金を投じたロビー活動を開始した。それは彼らに、「オキシコンチンの安全な使用を守るというパーデュー社の自主的な努力だけが、医師と患者の関係に干渉することなく効果的にその乱用を禁じる唯一の手段である」と納得させることを目的としていた。パーデュー社が最も恐れていたことの一つは、DEAが、アヘンから作られ、オキシコンチンをはじめとするオキシコドン含有鎮痛薬の原材料となるテバインの、アメリカへの輸入量の上限を引き下げることだった。

「こっぴどくやられましたよ。死ぬかと思いました。まるでプロボクサーが、腹を殴られ、頬を殴られ、また腹をやられてフラフラになったみたいにね。我々の売り上げの約八〇パーセントを占める製品についてこんなふうに報道されたんだから、ダウン寸前でしたよ」――後日、パーデュー社のコミュニケーション担当幹部らを集めた前でロビン・ホーゲンはこう言っている。

リー・カウンティ・ハイスクールでの集会があった約一週間後、パーデュー社の社員からヴァン・ズィーに電話があった。リー郡まで伺ったら社を代表する最高幹部と会ってもらえるか、と言う。ヴァン・ズィーは、喜んで会うと答えた。だがその夜、スー・エラにこのことを話すと彼女は心配した。パーデュー社は、何のために会いたいのかについては何も言っておらず、彼女は、パーデュー社の役員はこのミーティングで、製品リコールの請願書署名運動を話題にし、もしかしたら訴訟を起こすと脅すのではないかと不安だったのである。

何年も前のことだが、スー・エラは、地元の環境保全活動団体の弁護士を務めていたとき、ニューヨーク市のゴミをアパラチア地方に廃棄したがっている廃棄物処理会社に、一〇〇〇万ドルの損害賠償を求める訴訟を起こされたことがあった。その会社は訴訟に敗れ、廃棄計画も失敗したが、スー・エラはその会社が、自分たちより遥かに小さい敵を怖気づかせるために訴訟を利用したことを覚えており、弁護士としての彼女は、パーデュー社が夫に対してそれと同じ戦略を使おうとするのが怖かったのである。

スー・エラはアートに、パーデュー社の幹部たちとは一人で会わないでくれと言った。リー郡健康促進連合の他のメンバーたちは、これを聞くとミーティングへの同席に同意した。三月のある日の午後遅く、三台の車に分乗した一団の人々が、ペニントン・ギャップから、ダフィールドという近くの町のホテル、ラマダ・インに向かった。ヴァン・ズィーとスー・エラの他には、ベス・デーヴィス、エリザベス・ヴァインズ、ヴィンス・ストラヴィーノ、薬物乱用カウンセラーであるラリー・ラベンダー、薬剤師グレッグ・スチュアート、それにもう一人、ペニントン・ギャップの銀行幹部が同行していた。ホテルのロビーに彼らが到着すると、一人の女性がベス・デーヴィスに近づいてきた。

「こんにちは、シスター・デーヴィス」と女性が言った。

デーヴィスはその女性に見覚えがなかった。「どなただったかしら?」と彼女は尋ねた。

女性は、自分はパーデュー社の社員で、リー・カウンティ・ハイスクールでの集会に出席したのだと答えた。そしてヴァン・ズィーらの一団に、パーデュー社の社用機はコネチカット州から離陸するのが遅れたが、間もなく着陸の予定であると告げた。

一時間後、パーデュー社の一行が到着した。デヴィッド・ハドックスは、ヴァン・ズィーと、それからラベンダーと握手して、パーデュー社の最高経営責任者マイケル・フリードマンと社の上級弁護士ハワード・ユデルを含む同行者を紹介した。ユデルは背が低く太っていて、二重あごが垂れ下がり、六〇歳という年齢より老けて見えた。彼はその弁護士としてのキャリアの多くを、最初はニューヨーク市の法律事務所を通じて、後にはパーデュー社に直接雇われて、サクッラー家の弁護に費やしていた。ユデルは一見すると、腰の低い好々爺のようにも思えたが、実際は狡猾で好戦的で、パーデュー社にオキシコンチン危機を乗り越えさせる努力の中心的役割を果たしていた。

長身で赤毛の巻毛、口ひげをたくわえたフリードマンは、パーデュー社の販売とマーケティング戦略全体の責任者だった。彼はパーデュー社に入社する以前は、工業用ボルト製造会社と溶接・金属処理業界で営業としてトップの座にいた。パーデュー社の本部に伝わる話によれば、彼が製薬業界に足を踏み入れたのは、飛行機の機上で偶然リチャード・サックラーと知り合ったことがきっかけだった。サックラーはフリードマンとの会話にいたく感銘を受け、パーデュー社での職をオファーしたのである。

初めフリードマンは、パーデュー社のために医薬品のライセンス契約を結ぶのが仕事だったが、順調に出世の階段を上り続けた。一九九〇年代の終わりには最高経営責任者となり、社内集会で、今後一〇年にパーデュー社は目を見張るほど成長し、アメリカの製薬会社の上位一〇社に仲間入りするだろうと宣言した。

ラマダ・インでヴァン・ズィーらと握手したフリードマンの態度は、相手を懐柔させようとするものだった。「あなたたちが恐ろしい問題を抱えていることは存じています」と彼は言った。「どうすれば問題解決をお手伝いできるか伺うために来ました」

ミーティングではフリードマンはまず、オキシコンチンの誤用を減らすためにパーデュー社がすでに取った対応について説明した。同社は一部の地域で薬物乱用者に対するカウンセリング・サービスに出資しており、リー郡でも同様のプログラムに出資することを検討していること。また彼は、たとえリー郡健康促進連合がリコール請願の署名を続けようとも資金供出は続ける、と念入りに強調した。

ヴァン・ズィーたちの目には、フリードマンは礼儀正しく、この事態を懸念しているように映ったが、彼の言葉に心を動かされることはなかった。もしもパーデュー社が本気で彼らを支援したいのなら、ナロキソンを加えて配合し直すまではオキシコンチンを非がん性疼痛向けに売り込むのは止めるべきだ、と彼らは言った。その少し前にパーデュー社は、オキシコンチンが乱用されにくくする方法を研究している、と発表していたのである。だがデヴィッド・ハドックスは、代替製品なしにただオキシコンチンを市場から回収すれば、それを必要とする患者が苦しむことになると答えた。

話し合いは平行線を辿り、ついにしびれを切らしたストラヴィーノはパーデュー社の幹部らに、自分もヴァン・ズィーも、オキシコンチンの命運には何の関心もない、と言った。リー郡の住民は誰一人として、経済的にも職業上も、オキシコンチンから得るものも失うものも一切ない。自分たちはただ、公衆衛生上の問題が拡大するのを食い止めようとしているだけである。今のところは、オキシコンチンを過剰摂取して具合が悪くなったり、あるいは死亡して緊急治療室に運ばれるのは、アパラチア地方の貧困家庭の子どもたちだけだが、間もなく裕福な郊外の家庭の子どもたちがこれに加わることになるだろう。彼らの両親はパーデュー社を告訴することを躊躇《ためら》わないし、パーデュー社は今後長年にわたって、醜悪で高くつく訴訟に巻き込まれることになるだろう。

「魔神は魔法の壺から出てしまったんですよ」とストラヴィーノは言った。「問題はまだ始まったばかりだ。どこに行こうがあんたたちについて回りますよ」

そのとき、ヴァン・ズィーが、同行していた銀行幹部を紹介した。彼は自分の家族の写真をパーデュー社の幹部たちに見せ、誇らしげに、教師として成功している娘の話をした。それから、ハドックス、ユデル、フリードマンに、オキシコンチンがもたらした悲劇を語った。一番下の息子がオキシコンチンの依存症になって、自分の人生には何の喜びもなくなってしまった、と彼は言った。典型的な話だった。まず、工具や銃など売り捌《さば》きやすいものが家から姿を消した。それから息子はクレジットカードで大金を使い込んだ。息子は自分が問題を抱えていることを認めようとせず、状況は悪化し続けたが、自分の生命が危ういと感じた彼はとうとう助けを求めることに同意した。二年後、息子はかろうじて生きていた。彼のオキシコンチン常習癖と今も続く治療費は、すでに八万ドルの支出を一家に強いており、銀行家の退職後の蓄えを激減させていた。彼はフリードマン、ユデル、ハドックスの三人に、自分もヴァン・ズィーと同意見であると言った。より安全性の高い薬にできるまで、オキシコンチンの販売は中止すべきである。

「我が家はごく平均的なアメリカの家族ですよ」と銀行家は言った。「あなたがたにはこの国のことを心配するくらいの愛国心はあるでしょう?」

パーデュー社の三人は無言だった。ようやくフリードマンが口を開いた。

「あなたのご家族がお辛い目に遭われていると聞いて残念です」と彼は言った。

ユデルが、床に置いたブリーフケースを手に取って開け、数枚の大きな紙片を取り出してみなに回した。

「地元の新聞に掲載されることになっているのでお見せしておきます」と彼は説明した。

それは新聞の全面広告のコピーだった。

広告の大見出しは「パーデュー・ファーマからリー郡の住民の皆様への公開書簡」というもので、その「書簡」の最後には、あたかもそれが彼個人からのものであるかのようにデヴィッド・ハドックスの署名があった。そこにはこう書かれていた。

「私はアパラチア地方の出身であり、医師として、人生の多くを、疼痛と薬物乱用の研究と治療に費やしてきました。でも今日私はこれを、オキシコンチンの製造会社であるパーデュー・ファーマを代表して書いています」

さらに書簡は、「処方薬の乱用がリー郡にもたらしている惨劇」についてパーデュー社が大いに懸念しており、その対応に全力を注ぐ覚悟であるが、パーデュー社としては「真実に基づいて協力関係を築くため、最近リー・カウンティ・ハイスクールで行われた集会で話し合われた情報について明確にしておきたい部分がある」と続いた。

一部の新聞報道は、パーデュー社が、税金に支えられたメディケイドなどの医療制度に依存する、アパラチア地方のような貧しい地域の医師たちにオキシコンチンを販売することに重点を置いている、と示唆していた。だがパーデュー社の広告には太文字で、そのような主張は根も葉もない嘘であると書かれていた。「同様に、パーデュー社が初めからオキシコンチンが乱用される可能性について知っていたのに何もしなかったというのも誤りです」と広告は述べ、またオキシコンチンの成分配合を変えるのはすぐ簡単にできることだという意見に異を唱えた。

「リー郡の住民のみなさんが、オキシコンチンのリコールを求める請願の署名運動推奨のために、多大な努力と精力を費やそうとしていることは承知しています」と広告は続けた。「自分の意見を堂々と表現できる国に住んでいる私たちは幸運です。でも、医薬品を一つ排除したからと言って、乱用の問題はなくならないのではないかと私たちは懸念します。それが、何百万人もの人たちが必要としている薬であればなおさらです。この不毛な署名運動に力を注ぐ代わりに、リー郡の人々のエネルギーを、薬物乱用と依存症という恐ろしい問題に、もっと前向きな形で対処するために使うことができるはずです」。そしてそれは、学校の教育プログラムや処方箋監視システムその他の取り組みによって実現可能である、と広告は提案していた。

ストラヴィーノ、スー・エラ、そしてベス・デーヴィスは、このミーティングの目的を理解した――それは、この広告を彼らに強引に押し付けるためにパーデュー社が仕組んだことだったのだ。カンカンになったスー・エラはハドックスに食ってかかった。

「これほど失礼な話は聞いたこともないわ」とスー・エラが言った。「あなたたちはアパラチア地方を、石炭産業さえ想像もつかなかったくらい苦しめたのよ」

ハドックスは背中を真っ直ぐに伸ばし、「不愉快だな」と言った。

「あなたがどう思おうと知ったことじゃないわ」とスー・エラは答えた。「本当のことだもの。帰ります」

彼女は怒ってロビーに出た。薬剤師のグレッグ・スチュアートも間もなく出てきた。

「お勘定するわ」

「もう払ったよ」とスチュアートが言った。

「あの人たちの分も?」スー・エラが訊いた。

「まさか」とスチュアートが答えた。

翌朝、パーデュー社の幹部三名は、ペニントン・ギャップのカフェで、ベス・デーヴィスと、保安官のパーソンズ、郡の検察官タミー・マックエリヤを含む郡警察関係者と会った。デヴィッド・ハドックスは前夜の出来事をまだ不快に思っているようだった。フリードマンとユデルは、パーソンズ保安官らが、オキシコンチンの乱用がいかにこの地域の警察と薬物治療プログラムの手に余っているかを説明するのに耳を傾けた。

「お手伝いしますよ」とフリードマンが言った。

「いくら提供できるんですか?」と警察官の一人が訊いた。

フリードマンとユデルは、パーデュー社は喜んで一〇万ドル提供すると言った。出席していた人の多くはこの申し出を聞いて嬉しそうだったが、ベス・デーヴィスはユデルに冷たい視線を向けた。

パーデュー社の幹部たちは、コネチカット州に戻ると、リー郡の住民に宛てた「公開書簡」について考え直したらしく、結局それは掲載されなかった。一方、リー郡健康促進連合はパーデュー社の申し出にどう対応するかを決めなければならなかった。ミーティングを続ける中で、パーソンズ保安官やグレッグ・スチュアートを含む数人は、連合として金を受け取るべきだと言った。スチュアートは、この地域を見舞った災難のおかげでパーデュー社はたんまり稼いだのだから、被害の修復のためにその利益の一部を還元すべきだと言った。ヴァン・ズィーの考えも同様で、彼は連合としてパーデュー社の金を受け取ることに同意する旨の手紙の草案を書いた。

だがシスター・ベスは、その金はいわば殺した家族への賠償金であって、それを受け取るなら自分はリー郡健康促進連合を辞めると言った。企業の経営者が小切手を持ってアパラチア地方にやって来て、問題を金で解決しようとするのを見るのはウンザリだったのだ。ずっと昔から、石炭採掘関連企業、木材会社、ごみ処理業者、そして今度は製薬会社が、同じ目的で彼らに近づいてきた。そうした企業の幹部たちはみな、「私たちに何ができますか?」と尋ねた。だが彼らが本当に求めていたのは、自分たちの問題が消えてなくなることだったのだ。

今回はそうさせてはいけない、とデーヴィスは言い張った。もうすでに、あまりにも多くの人生がめちゃくちゃにされている。たしかにその金はリー郡にとって何かの役には立つかもしれないが、それを受け入れれば、パーデュー社はそれよりもはるかに価値あるものを手に入れるだろう――絶好の広報ネタだ。

SEVEN お子様の麻薬

ローラ・ナーゲルがオキシコンチン危機の実態を目にすることになったのは昇進の結果だった。ナーゲルは、ヘロインやコカインなどの違法薬物の密売・輸送人を追う、DEAの中でも目立つ犯罪捜査課で捜査官としてのキャリアを始め、後に主任になった。だが二〇〇〇年の終わりにナーゲルは、「流用管理課」という、ほとんど誰も知らない課の課長に昇進した。オキシコンチンをはじめとする合法的な医薬品の、闇市場への流出を取り締まるのがその仕事だった。

この昇進によってナーゲルは、DEAで最も高位にいる女性の一人になった。またナーゲルは、時間を無駄にしたり人との争いを避けたりしない性格だった。そんなわけで、新しい役職に就いてわずか数週間のうちに、ナーゲルは流用管理課に長くいる職員たちを集め、オキシコンチンにまつわる状況について聞き取りをした。職員たちはすでに一つの見解でまとまっていた。彼らは、オキシコンチンは依存症になりにくいというパーデュー社の主張は間違っていると考えており、パーデュー社は、医師やそれ以外の人たちにこの問題について知らせる十分な努力をしていない、という結論に達していた。その結果、医師は今でもどんどんオキシコンチンを処方し、それが闇市場に流れていたのである。

ナーゲルはある決断をした。FDAはどうやらパーデュー社と争いたくないらしい。それならばDEAが、オキシコンチンが引き起こしている大惨事について公にし、代わって争おう。「この薬による被害を修復するには何年もかかるかもしれない」——二〇〇一年初頭、あるDEA職員は新聞のインタビューの中でそう語っている。

パーデュー社のマイケル・フリードマンはさっそくナーゲルに連絡し、面会を申し込んだ。「当社の鎮痛薬の一つであるオキシコンチンが、アメリカ各地で不法に流通し乱用されている、という、最近広く流布されている報道を受けてこれを書いています」とフリードマンは認《したた》めた。そしてこう続けた。

当社はこの問題を非常に重く受け止めています。これは過去に、新しいオピオイドが発売される際に起こったことを彷彿とさせるからです。犯罪者と呼ばれる人々は常に、認可された製造者、販売者、処方者の大半が遵守している、安全を守るために法で定められた制度を回避する方法を考えつくもののようです。

この一年、当社は連邦、州、市町村の警察当局に積極的に協力し、この薬の不法な流用および乱用の問題に対応するのを助けてきました。オキシコンチンの適切かつ合法的な使用を確実にするための、大々的な教育プログラムも開始しました。当社はこうした取り組みは重要であると考えています。なぜなら、オキシコンチンをはじめ、オピオイドを含有する合法的な薬は、中程度から激しい痛みに苦しむ患者にとってなくてはならないものだからです。


ほどなくして、フリードマン、デヴィッド・ハドックス、そしてハワード・ユデルの三人が、ナーゲルに会うため、バージニア州アーリントンにあるDEAの本部にやって来た。六階にある会議室で、ハドックスはラップトップを開き、パーデュー社定番のプレゼンテーションを始めた。疼痛治療の不十分さと、より積極的な麻薬性鎮痛薬の使用を促すオピオイド推進派の取り組みにフォーカスしたものだ。ナーゲルはこのプレゼンテーションが巧妙に作られた宣伝であることを見抜き、ハドックスに、オキシコンチン乱用の話がしたいからコンピューターを閉じてくれと言った。

「手に負えない状況なのよ」とナーゲルは言った。「どうにかしないと」

ナーゲルは、部下から聞き取ったいくつかのアイデアを挙げた。ドラッグストアが強盗に襲われる事件が増えているので、オキシコンチンを処方できるドラッグストアの数を市町村ごとに制限してはどうか。あるいは、オキシコンチンを処方する資格を、疼痛治療の教育を受けている、または免許を持っている医師だけに限ってはどうか。

ナーゲルのようなＤＥＡの職員は、パーデュー社がその製品をどのように宣伝販売するかについては直接の管轄権を持たない。オキシコンチンのラベルに表記された文言を訂正させ、パーデュー社のオキシコンチン販売方法を変えられるのは、ＤＥＡではなくＦＤＡなのだった。それでもナーゲルは、オキシコンチンは薬物常習者や嗜好目的のユーザーに狙われやすいので、流通を抑える必要があると思う、と言った。

「検討します」――答えたのはユデル一人だった。

ナーゲルはさらに続けて、過剰摂取による死亡事故に関する新聞報道や、パーデュー社の販売員がオキシコンチンをあまりにも積極的に売り込んでいるという報告は大変遺憾である、と言った。パーデュー社の販売員に、取るに足らない怪我にオキシコンチンを使うよう説得された、と証言する医師がいた。ある薬剤師は、パーデュー社の販売員に、オキシコンチンを出さなければ患者に訴えられるかもしれないと言われた、と証言していた。

フリードマンとユデルは、パーデュー社は過剰摂取の報告について調査していると言ったものの、宣伝が過剰であるという指摘には反論し、パーデュー社の販売方針は極度に「控えめ」なものであると強調した。彼らはナーゲルに、販売員が一線を越えたという具体的な事例を教えてくれれば調査する、と申し出た。パーデュー社の幹部らが帰った後、ナーゲルは同僚の一人に、この面談は時間の無駄だったと思うと言った。パーデュー社はいかなるアクションを取ることにも同意しなかったのだ。

一〇日後、マイケル・フリードマンからナーゲルに、五ページに及ぶ書簡が届いた。フリードマンは、報道機関やオキシコンチン反対派が、オキシコンチンが関与している可能性のある過剰摂取死の数を誇張している、と頑なに主張した。報道はまた、パーデュー社によるオキシコンチンの販売方法を誤って伝えている、とも書いていた。

当社は、オキシコンチンにまつわるとされる乱用、非合法な流用、死亡事例についての報道を理解するために情報を収集しています。面談の際にお話ししたとおり、我々はたとえ一例であっても死亡例を軽視するつもりはありません。しかしながら、この問題に対するより良い対処法を策定するためには、この問題の実態を明確に理解する必要があります。我々の面談の前に我々のところに届いていた、マスコミが報じた死亡例は、ケンタッキー州で五九件、メーン州で三五件、ペンシルバニア州で二〇件、バージニア州で二八件でした。ご存知のとおり、我々はすべての死亡例について調査し、結果をFDAに報告することが義務付けられております。

我々が現時点で把握しているのは以下のとおりです。

・我々はケンタッキー州の検視局から書簡を入手しています。この書簡（二〇〇一年三月一日付）には、「オキシコンチンがケンタッキー州で多数を死に至らしめていることを証明する、信頼に足るデータは知りません。ケンタッキー州検視局は、複数の処方薬をアルコールと一緒に摂取することによる死亡が増加していることは把握しています。オキシコンチンがそうした処方薬の一つであることもあります」と書かれています。

・メーン州の検視局長のオフィスから入手したデータによれば、一九九九年から二〇〇〇年半ばにかけて、オキシコドンが検出された過剰摂取による死亡は一二件ありました。検出された唯一の化学物質がオキシコドンであったのはそのうち二件で、うち一件は自殺でした。

・今現在、ペンシルバニア州についてはブレア郡のデータしか入手できておりませんが、アルトゥーナを含むブレア郡では、一九九六年一月一三日から二〇〇〇年一二月一日までに「薬物関連死」が五八件報告されています。このうち、多剤毒性による死亡の原因となった薬物の一つがオキシコドンであったのは七件です。いずれの場合も、オキシコドンは単一の死亡原因とはされていません。これらの死亡例の中にオキシコンチンが関与しているものがあるかどうかについては、現時点では情報を持ち合わせておりません。

・我々は、バージニア州西部で報告されている、オキシコドンが関与している死亡例についての情報を入手しようと試みています。バージニア州主任検視官事務所の検視官の一人から聞いたところによれば、一九九七年以降、バージニア州西部でオキシコドンが関連する死亡例は二八件ではなく三一件です。残念ながら、報告された死亡例についての情報開示を求める我々の要求に当局は応じておりません。我々はアーリー司法長官に、この情報の入手へのお力添えを要請しております。我々との面談の際、貴殿はこの情報をDEAが入手できるかもしれないとおっしゃいました。それが可能であれば、情報を当社と共有していただければと思います。

・ご覧のとおり、現在までに我々が把握した事実は、マスコミの報道とは非常に異なっております。乱用や流用が起きていないと申し上げたいのではありません。実際、そうした流用や乱用が起きていることは承知しております。我々がこの問題に適切に対処するためには、それがどれくらいの規模であり、どこで起きているのか、流用された薬の出処はどこなのかを知る必要があるのです。お約束したとおり、すべての死亡例についてのFDAへの調査報告の概要を貴殿にもお送りいたします。また、貴殿から当社にご提供頂ける情報があれば幸甚です。

最後にフリードマンは、パーデュー社によるオキシコンチンの販売戦略に関する批判の多くは、中程度の疼痛にオピオイド鎮痛薬を使うのは許されない行為であると考える医師らからのものだと思う、と付け加えた。彼は、オキシコンチンを処方できる薬局の数を制限しては、というナーゲルの提案を現実的でないと言って否定し、さらに、それをすれば患者を苦しめることになる、と書いた。

フリードマンは、麻薬の密売人がメキシコの薬局でオキシコンチンを買ってアメリカに密輸しているという懸念があることは認め、その結果パーデュー社は、メキシコに発送する商品に特別な印をつけて、警察の強制捜査で押収されたオキシコンチンの中にメキシコから来たものがあればわかるようにした、と書いていた。パーデュー社はまた、販売員に対するボーナスの支払いを、「『特定の医師一人にではなく多くの医師に販売すること』を推奨する形に変更した」と書簡には書かれていた。

「貴殿との面談により、現状に対する我々の理解は大きく深まったと考えております」とフリードマンは締めくくった。「当社は今後もDEAと協力し、オキシコンチンの乱用と不法な流用に歯止めをかけ、処方薬の乱用という、より大きな問題への取り組みを支援したいと考えます」

この返答にナーゲルは激怒した。

彼女が指摘したすべての点について、パーデュー社として争う用意がある、という宣言と捉えたのだ。ナーゲルの方も後に引く気は毛頭なかった。「くたばれ、と言ってるのよ」——ナーゲルは同僚にそう言った。

オキシコンチン危機は、薬物乱用に関するDEAの考え方をひっくり返した。DEAにとって最も重要な取り締まり対象は、長らく違法薬物であり、DEAの犯罪課の職員は、処方鎮痛薬のことを馬鹿にするように「お子様の麻薬」と呼んでいた。ところが**オキシコンチンによって、合法的な薬が、違法薬物と同様の大きな被害を招くこともあるということが明らかになった**のだ。ナーゲルがパーデュー社の幹部三人と面談してほどなく、フロリダ州当局は、二〇〇一年、オキシコンチンをはじめとする処方鎮痛薬の過剰摂取による死亡者が、ヘロインやコカインによる死亡者を上回ったと発表した。

合法の薬が関与する問題の大きさはかつてないものだった。

だがDEAにはそれに立ち向かう準備がなかった。長い間、流用管理課の捜査官は、犯罪課の捜査官の脇役にすぎなかったのだ。彼らは退職手当も犯罪課捜査官より少なかったし、銃の携帯や囮《おとり》捜査も禁じられていた。

さらに、かつてサックラー一族が所有していた会社IMSが販売する処方追跡データなど、技術的なツールを業務に使うこともできなかった。もしもDEAの流用捜査官が、ある医師が麻薬を安易に処方して儲けているのではないかと疑いを持っても、彼らには、製薬会社の販売員のように、その医師がオキシコンチンその他のオピオイドをどれくらいの頻度で処方しているかをボタン一つで知ることはできなかった。彼らは、何週間もかけて薬局から薬局へと出向き、保管が義務付けられている処方済みの処方箋の山を分類してその情報を収集しなければならなかったのだ。

そうやって診療所の診療記録を押収するに足る証拠が得られたならば、今度はDEAの犯罪課捜査官に依頼して捜査令状を取らなければならなかった——彼らにはその権限がなかったからだ。

流用管理課の人員不足と士気の低さは、遡って一九九四年にトーマス・コンスタンチンがDEAの局長に起用されたことに起因した。かつてニューヨーク州警察の本部長であったコンスタンチンは、局長であった五年間、好き嫌いが分かれる人物であるという定評で、流用管理課と犯罪捜査課の両方の捜査官に嫌われていた。コンスタンチンは犯罪捜査課の職員を倍に増やしたが、処方薬関連の業務に関わる職員は、彼にとってはお節介な取締官でしかなかった。

コンスタンチンはある製薬会社の幹部たちに、彼らが取締官に苛立つ気持ちはよくわかる、なぜなら自分もニューヨーク州警察部長時代に、職場の安全基準の取締官に同様の苛立ちを覚えたからだ、と言った。安全基準取締官らが「よく俺の兵舎に入ってきて、靴磨きのクリームが食べられるかどうかチェックされたもんだ」とコンスタンチンは言うのだった。DEA流用管理課の職員の一人が、なぜ流用管理課を差別して扱うのかと問い詰めると、彼はズバリと答えた――「流用管理課の捜査官が殉職したことがあるか?」。ない、と答えると会話はそこで終わった。

オピオイド推進の活動家にとっても、DEA流用管理課は自分たちへの非難をかわすのにうってつけの存在で、その捜査官は、銃の愛好家にとっての銃規制当局の局員と同じだった――つまり、善意の医師の手から処方箋の用紙を取り上げる、高圧的なならず者の役人というわけだ。医療従事者が突如としてオピオイドを受け入れたことで、流用管理課の捜査官はほぼ無用の存在となり、一九九〇年代半ばになる頃には、流用管理課は、麻薬を不法に処方する医師の捜査を断念したも同然だった。

流用管理課の課長を引き継いだ、長身で痩せぎす、面長でくすんだ金髪のナーゲルは、オキシコンチンをめぐる公衆衛生の危機のみならず、やる気のない、組織に疎んじられた職員たちを相手にしなければならなかったのだ。

オキシコンチンは、製薬業界のパイプラインに控える次世代型強力鎮痛薬の先駆けにすぎないとナーゲルは思っていた――FDAによる安全保障なしに販売されるそうした薬は、今以上の混乱を社会にもたらすだろう。一九九九年、パーデュー社は、徐放型のヒドロモルフォンを発売する計画を公表していた。一九二〇年代にディラウディッドという商標で販売され、「薬局で買えるヘロイン」というあだ名が付いた、強力かつ依存性のある薬だ。パーデュー社はその薬をすでにカナダで販売していたが、FDAはパーデュー社の申請書に落ち度があるのを見つけ、アメリカ国内での販売の承認が遅れていた。

オキシコンチンの流通・販売の方法に気に入らないところは多かったが、ナーゲルはオキシコンチンの回収には反対だった。連邦政府はそれをするために十分な法的根拠を持ち合わせないというのが理由の一つだった。加えて彼女は、もしもパーデュー社が、現在のオキシコンチンの主な用途である「軽度の」疼痛患者の治療にオキシコンチンを推奨するのをやめれば、オキシコンチンがもたらす危険性は大幅に減少すると考えていたのだ。ところがパーデュー社にその気がないことが明らかだったので、ナーゲルは別の方法でパーデュー社に圧力をかけることにした。世論という名の法廷である。

二〇〇一年五月、DEAは、オキシコンチンの乱用を減らすための包括的なプログラムを開始すると発表した。DEAは、薬の「種類」ではなく特定の商標の処方薬に特に注目するのは初めてである、と言った。

ナーゲルは、自分が短気であり、ときには感情を爆発させることさえあるのがわかっていた。そこで公の場では、上級アシスタントの一人で流用管理課のベテランである**テランス・ウッドワース**に自分の考えを代弁させることにした。ウッドワースはマスコミのインタビューに応え、パーデュー社に、オキシコンチンの販売を制限し、オキシコンチンは他の麻薬性鎮痛薬よりも依存性が低いと主張するのを止めるよう要求した。

テリーと呼ばれていたウッドワースはある新聞社に、DEAとしては、パーデュー社の強引な宣伝広告のせいで医師たちは他の薬を試す前にオキシコンチンを使っていると考えている、と語った。「DEAは、多くの医師がこの強力な麻薬性鎮痛薬を、さまざまな疼痛に対する初期治療薬として処方していることに強い懸念を抱いています」

また、テレビ番組でもデヴィッド・ハドックスと論争を展開した。ある番組では、オキシコンチンの乱用が「メーン州からフロリダ州まで、東海岸全体にまたがる多数の市町村で激増して」おり、「アメリカ内陸部にもそれが拡大中で、アリゾナ州とネバダ州、ワシントン州とオレゴン州、アラスカ州からさえ、乱用問題が増加しているという報告を受けている」と言った。

それに対しハドックスは、過去に乱用のケースが若干あったというパーデュー社の立場を守りつつ、重要なのは疼痛患者と彼らのニーズであると主張した。「我が国の医療の良いところの一つは、医師にはたくさんの選択肢があるというところだと思います」と彼は答えた。「ここまでこの番組では薬の乱用についての話はされましたが、患者のことには誰も触れていません。この国には、日々適切な治療が行われていない疼痛の患者が五〇〇〇万人いるんです。オキシコンチンは、それを治療するために医師が使える選択肢の一つなんですよ」

ナーゲルの取り組みの対象となったのはパーデュー社だけではなかった。ナーゲルは、FDAの職員にも行動を促そうとしたのである。有益な医薬品を承認するのが仕事であるFD

Aと、そうした医薬品が悪用されないようにするのが仕事であるDEAの使命は、互いに互いを補完するものであるはずだった。だが、オキシコンチンの問題に対処しようとすると、この二つの使命は衝突し、その後の一〇年間にわたって政府の機能を麻痺させ、逆にオピオイド危機の規模を拡大させることになった。

パーデュー社の方もナーゲルに対する攻撃を始め、DEAは自らの権威を高めるために製薬会社を叩いているのだ、と報道機関に語った。DEAを監督する司法省に勤めるナーゲルの友人は、パーデュー社の幹部らが、自分の介入を避けるため、ロビイストを使って自分の上司と会議の約束を取り付けた、とナーゲルに警告した。司法省はナーゲルをその会談に招いたが、パーデュー社にはそのことを伝えなかった。司法省の会議室に足を踏み入れたマイケル・フリードマンとハワード・ユデルは、そこにナーゲルがいるのを見て驚いた。「帰る前に伺おうと思っていたんですよ」とユデルがかろうじて言った。

その会談にはパーデュー社の代表取締役であるリチャード・サックラーも出席していた。二〇〇一年の時点で五六歳だったリチャードは、彼の父親や叔父たちと同様に、製薬業界に入る前には医師となる教育を受けていた。パーデュー社の本社界隈では好人物として知られてはいたものの、彼は多くの人といるのが苦手に見えた。年に一度、営業部門に対して話をしたが、その後会場に残って雑談に加わることはめったになく、パーデュー社の取引先は、重要な決定を行うのはレイモンドとモーティマーである、という強い印象を受けるのだった。

とは言え、リチャードがそこにいるということは、その会談が非常に重要なものであることを示していた。リチャード・サックラーが会議室で席に着くと、ローラ・ナーゲルは彼に名刺を手渡し、彼はテーブルの端に、受け取った他の名刺と一緒にそれを並べて置いた。

会議が始まると、パーデュー社幹部は司法省の役人らに、自分たちは責任を持ってオキシコンチンを宣伝したし、その乱用を防ぐために可能な限りの努力をしている、と言った。ツイードのスポーツジャケットとボタンダウンシャツというカジュアルな服装のサックラーは会談中あまり口を開かなかったが、やがて、突如パーデュー社の公式プレゼンテーションを始め、オキシコンチンは非常に優れた薬であると言った。

ナーゲルはテーブルに身を乗り出して顔をサックラーの顔に近づけ、「人が死んでるのよ、わかってる？」と言った。「引き下がる気はないからね」

サックラーは動揺した様子で目の前の名刺に目を落とした。「わかっています」と彼は言った。

だが、会議の後、DEAとナーゲルの両方に対して攻撃を仕掛けたのはパーデュー社だった。二〇〇一年六月、ハワード・ユデルはナーゲルに手紙を送り、間もなく『USAトゥデイ』紙がオキシコンチンに関する社説を掲載することを告げた。手紙には、USAトゥデイ社との連絡にあたったパーデュー社の広報担当者が書いたEメールの文章が含まれていた。「USAトゥデイは、オキシコンチンの乱用と流用の問題へのDEAの対応について社説を掲載する予定です」と広報担当者は書いていた。「おそらく今週水曜日に掲載される模様です。私とデヴィッド・ハドックスが社説の筆者と話をしたところでは、社説はDEAの対応を批判するものであるようです。デヴィッドも私も、DEAと敵対する態度を取らないよう気をつけました」

USAトゥデイの論調は、『鎮痛薬の乱用を止めようとしたDEAが職権を乱用』という見出しからも明らかだった。社説には、疼痛治療専門医は全国に四〇〇〇人しかおらず、オキシコンチンの処方を疼痛治療専門医のみに限定するというDEAの提案は患者を苦しめることになる、と書かれていた。また、DEAがオキシコンチンという一製品にのみ注目しているのは誤りである、なぜなら活性成分としてオキシコドンを含有する処方薬は他にも四〇製品あるという事実を無視しているからだとも書かれていた。

「さらに重要なのは、患者が鎮痛薬を手に入れにくくすることが薬物乱用の歯止めに役立つという証拠はほとんどないということだ」と社説は述べていた。「つい昨年『米国医師会雑誌（JAMA）』に発表された論文は、一部DEAのデータを用いて、強力な鎮痛薬の処方数が増えても薬物乱用は増加しないと結論している」

デヴィッド・ハドックスは、オキシコンチンが公に議論され始めてからずっと、二〇〇〇年にJAMAに掲載されたこの論文を報道記者たちに示してきた。だが、パーデュー社の幹部やその関係者らは、以前、オピオイドの安全性を主張するために三つの論文を使ったときと同様に、この論文を曲解して伝えていたのである。

このJAMAの論文は、DAWN（薬物乱用警告ネットワーク：Drug Abuse Warning Network）と呼ばれる政府のシステムによって収集されたデータに基づいていた。処方薬の過剰摂取で緊急治療室に運び込まれた事例を収集するシステムである。だが、JAMAの論文のベースとなったDAWNのデータは、オキシコンチンが市場に登場する以前の、一九九〇年から一九九六年までに集められたものだったのだ。

しかも、論文の主著者はオピオイド推進派で有名なウィスコンシン大学の研究者デヴィッド・ヨランソンであり、彼のシンクタンクはパーデュー社をはじめとする製薬会社から何百万ドルという金を受け取っていた。二〇〇〇年の論文発表に伴って発行されたプレスリリースの中でヨランソンらは、このデータを、麻薬性鎮痛薬をより広く医療に利用しても乱用の増加には繋がらない、という自分たちの予言が当たったことを証明するものとして自慢気に紹介した。「この論文は、オピオイド系鎮痛薬のより広範な使用が乱用に繋がるというのは事実ではなく単なる思い込みにすぎないことを示唆している」と、ヨランソンの共著者の一人は書いている。

だがこの誤った主張は、ヨランソンらの論文が掲載される以前に既に否定されていた。この論文が使ったデータの収集が終わった二年後にあたる一九九八年、処方された麻薬性鎮痛薬と関連した緊急入院の数が急増し始めたのである。DAWNのデータによれば、一九九四年から二〇〇一年までに、緊急治療室に運び込まれた患者のカルテにオキシコドンを含有するオキシコンチンのような鎮痛薬の名前が登場する回数は、三五〇パーセント増加している。この増加率は、バイコディンのような、ヒドロコドンを含有する鎮痛薬が関係する症例数の増加率をはるかに上回っていた。ヒドロコドン系鎮痛薬の処方頻度がオキシコドン系鎮痛薬の三倍であるにもかかわらず、である。

事実、二〇〇一年までには、オキシコドンを含有する鎮痛薬の表記がある症例報告の数は、ヒドロコドン系鎮痛薬が表記されている症例報告の数にどんどん近づいていた。それは、パーデュー社がオキシコンチンのマーケティングに成功しているということを示す悲劇的な事実だった。

パーデュー社は、オキシコンチンに対して重大な措置が取られることを未然に防ぐべく、二〇〇〇年の年末、すべての販売員に対し、オキシコンチンの乱用について率直に伝えることが「必要不可欠」である旨を通達した。また、オキシコンチンは徐放薬であるため麻薬常習者にとってはあまり魅力がないと書かれたオキシコンチンのラベル表記にも手を加え、「疼痛管理のために適切に使用される場合は」という文言を追加した。

二〇〇一年四月、FDAの局員とパーデュー社の幹部らはようやく初めて顔を合わせての会議を行い、オキシコンチンの誤用に関する対処法について話し合った。FDAは、疼痛患者の場合、稀な例外を除いてオキシコンチンには有益な効果しかない、というパーデュー社の意見に同意したが、これは後に大きな間違いであったことが証明された。ただしFDAは会議の冒頭、パーデュー社がオキシコンチンについて主張できることを大幅に変更することを提言した。その一つは、オキシコンチンの使用が推奨されるべき疾患――FDAの専門用語では「適応症」――であり、もう一つは警告ラベルだった。

この会議の議事録によれば、FDAの医系審査官は次のように発言している。

適応症にある「数日間以上にわたって麻薬性鎮痛薬を必要とする、軽度から重度の疼痛患者」という言い方は漠然としており、この薬の使用が意図される患者を適切に表現していない可能性がある。ラベルには、この薬は麻薬性鎮痛薬を長期間にわたって必要とする患者にのみ使用されるべきであり、疼痛の初期治療に使われるべきではないこと、また断続的に使用してはならないことを明確に表記すべきである。

この医系審査官、シャロン・ハーツはさらに、オキシコンチンの場合、FDAが医薬品に対して適用できる最も厳しい警告である「黒枠警告」が適切であろうと発言している。FDAで麻酔薬、救命救急薬、依存症治療薬を担当する部門の部長、シンシア・G・マコーミック博士は、オキシコンチンの審査のためにFDAに提供された科学論文の一部について、その学術的な価値を疑問視した。オキシコンチンのラベルは「全体的に大幅な改訂が必要」である、と発言した局員もいた。
ＦＤＡとの会談でパーデュー社幹部は、ＦＤＡに協力を惜しまないと言った。だが、ＦＤＡの報告書を見ると、オキシコンチンを特定の対象として何か措置が取られれば、オキシコンチンに対する不公平なスティグマを生む、と彼らが懸念していたことが明らかである。

パーデュー社は、オキシコンチンの乱用が、それ以外のスケジュールⅡの医薬品の乱用とどこが違うのか理解に苦しんでいると言った。オキシコンチンは他の薬と違うという認識を生むことを懸念しているのである。パーデュー社は、ＦＤＡが他の製薬会社にも同じことを要請するならばＦＤＡの要請に応じたいとしている。

ＦＤＡ局員は、オキシコンチンに特有の、対処しなければならない問題があると答えた。医師たちは、オキシコンチンはモルヒネほど強力ではない、と誤って思い込み、その結果、歯痛の治療といった「大したことのない」目的のために使っていたのである。会議が終わったとき、ＦＤＡの局員がパーデュー社幹部に、オキシコンチンを使っている患者の数と種類について正確なデータを持っているのかと訊いた。パーデュー社幹部は、彼らが持っているデータは「症例報告」だけだと答えた。
ＦＤＡとパーデュー社の間で話し合いが始まった四か月後の二〇〇一年七月、パーデュー社は自主的に、オキシコンチンのラベル表記に一連の変更を加えると発表した。オキシコンチンが徐放薬であるため従来型の鎮痛薬に比べて乱用の危険性が低いという記述を削除し、代わって新しいラベルには「オキシコドンは、合法・違法にかかわらず、他のオピオイド受容体作動薬と同様に乱用される可能性があります」と記述する。オキシコンチンに黒枠警告を載せ、「数日間以上」ではなく、長期間あるいは慢性的な疼痛の治療に使用すべきことを示す文言を表記することにも同意した。さらにパーデュー社は、薬物依存治療センターから関連データを収集し、オキシコンチンの乱用をより良く検知する計画も発表した。

何年も経ってから、あるFDAの上級職員が認めたところによれば、パーデュー社に対するFDAの反応は、一九九五年にオキシコンチンのラベルに依存性が低い旨の表記を承認したのは大失敗だったという認識だった。

「若くて健康な人たちが死んでいき、町の住民に甚大な被害が及んでいることが、深刻な問題と捉えられているのは明らかでした」とその職員は語った。「我々は、その元々のラベル表記がいかに不正確であり、おそらくはそれがこの問題の一因となったのだということを痛感するようになったのです」

パーデュー社は、アメリカ全国八〇万人の医師と薬剤師に、新しい警告書と処方情報を翌日配達便で一斉に送付した。その書面には、パーデュー社が、厳しく管理された麻薬性鎮痛薬について、その乱用と流用に対処するために「処方情報の修正を自主的に行った初めての製薬会社であることを誇りに思う」と書かれていた。

そのとき、ローラ・ナーゲルもまた、ある書簡を送付する準備をしていた。

パーデュー社やFDAと違い、ナーゲルは、オキシコンチンの被害を受けるのが薬物常習者だけだとは思っていなかった。彼女は同僚にも、パーデュー社が、自分たちの薬の過剰摂取で人が死んでいることを認めるのを明らかに拒んでいることが何よりも腹立たしい、と言っている。ナーゲルは、オキシコンチン関連の過剰摂取で死んだ人一人ひとりのスライドを、悲劇的に短かったその生涯を語るナレーションとともにパーデュー社の幹部たちに無理矢理見せるところを想像した。パーティーで生まれて初めてオキシコンチンを試して死んだ大学生のこと。過剰摂取死した十代の少女の写真……。

ナーゲルは、犯罪捜査官としての経験から、一般社会が、一年間に起こる薬物過剰摂取による死亡をある一定数までは容認できるということを知っていた。麻薬常習者の死に涙を流す者はほとんどいなかった。だがナーゲルは、オキシコンチンの犠牲者は社会も容認できないと考えるようになっていた。これらの死亡例の一件一件について、オキシコンチンのせいではない、とパーデュー社はいくらでも異を唱えればいい。そうしないのはパーデュー社にとって、法的な自殺行為である。だがナーゲルは、できるだけ正確に死者の数を数え、その中に疼痛の患者が含まれているのかどうかを把握しようと固く決意していた。

二〇〇一年半ば、DEAは三〇を超える州の検察医と検視官に書簡を送り、具体的な情報の提供を求めた。過去一八か月の間に起きた、死者の血液または体液からオキシコドンが検出された過剰摂取死事例に関連する、すべての検死報告、解剖所見、警察調書である。

ほぼ同時期にオキシコンチンに関心を持った連邦政府職員は他にもいた。一人は**グレゴリー・ウッド**という捜査官で、バージニア州ロアノークの米連邦検事事務所に勤め、メディケアやメディケイドなど、政府が提供する医療制度に対する不正行為を取り締まる仕事をしていた。バージニア州西部を管轄する警察官や連邦捜査員とともに、彼はオキシコンチンと犯罪が手に手を取って増加するのを目の当たりにした。

ナーゲルやアート・ヴァン・ズィーと同様に、ウッドもまた一つのことをとことん突き詰める傾向があった。二〇〇一年二月、彼は、オキシコンチンとそれに関連する犯罪に言及した、見つかる限りの報道記事を掲載したデジタルニュース・ダイジェストを作成し、第一号をEメールで配布した。読者に「ウッド・レポート」と呼ばれるようになるこのEメールは定期的に送信され、この大惨事の経過を詳細に記録するものとなった。ウッドはメールの受信者に、他の人にもそれを共有するよう推奨した。「情報のアップデートができるのは警察に限りません」と、ダイジェストのヘッダーには毎号書かれていた。

ウッドはまた、リー郡のような地域で、処方薬を不法に処方していることが疑われる医師の調査に多大な時間を費やした。調査中に彼が話をした薬剤師たちは、パーデュー社の販売員が、オキシコンチンは競合の鎮痛薬よりも安全性が高く、乱用されることはない、と何度も繰り返したと語った。

製薬会社の販売員は自分が売っている薬を誇大に宣伝するものだということはウッドもわかっていた。だが同時に彼はFDAの規則にも精通しており、その中には、製薬会社が医薬品について、承認されていない主張をするのを禁じる規則も含まれていた。ウッドのニュース・ダイジェストに掲載された、オキシコンチンを処方する医師の逮捕や薬局強盗事件は、もっとはるかに大きな犯罪の症状にすぎないということを、ウッドも他の捜査員たちも気づき始めていた――パーデュー・ファーマ社内に巣食う犯罪である。

EIGHT パープル・ピーラー

二〇〇一年半ば、国会議員たちもまた、パーデュー社の幹部たちがオキシコンチンの乱用について最初に知ったのはいつだったのか、乱用を抑えるためにもっとできたことがあるのではないか、と疑問を持つようになっていた。

その年の八月、「下院エネルギーおよび商業対策委員会」の小委員会が、フィラデルフィア郊外の、労働者階級の人々が多く暮らすペンシルバニア州ベンサレムの市民ホールで公聴会を開いた。パーデュー社の社員はこの会議で初めて、そうした疑問について、宣誓のもとに証言を行ったのである。

国会議員たちがベンサレムを公聴会の場所に選んだのは、リチャード・パオリーノという
この町の医師が「ピル・ミル」を営み、何千人もの患者にオキシコンチンを処方したかどで

少し前に逮捕されたからだった。パオリーノは整骨医で、がん専門医でもなければ疼痛治療に詳しいわけでもないにもかかわらず、五か月の間にオキシコンチンの処方箋を一二〇〇人の患者に発行した。一日に九人である。パオリーノがオキシコンチンを処方していた期間中に、ベンサレム付近ではオキシコドンが関わる薬物過剰摂取で五人が死亡した。うち四人が十代の若者だった。

公聴会が開かれたのはパーデュー社にとって極めて重要な時期だった。

FDAとの話し合いを受けて、パーデュー社が全国の医師にオキシコンチンの乱用に関する警告書を送付してからわずか一か月。この高額な鎮痛薬が州政府の医療費予算を枯渇させるのを恐れたいくつかの州が、オキシコンチンを処方するために特別な許可を得ることを医師に義務付けるようになっていた。それでもまだオキシコンチンは大ヒット商品であり、売上高は一〇億ドルを超えていたが、この薬をめぐる議論のおかげで、売上高の増加率は予想を下回っていた。

公聴会には、マイケル・フリードマンとハワード・ユデルの他に、パーデュー社の医務の最高責任者である**ポール・ゴールデンハイム**博士と広報部長ロビン・ホーゲンが出席した。

小委員会を前にして行った冒頭陳述の中でフリードマンは、まず最も重要な問題に触れた。パーデュー社がオキシコンチンの乱用について初めて知ったのは二〇〇〇年初頭のことで、メーン州の新聞の記事、および州の司法長官から州内の医師たちに警告状が送られたときだった、とフリードマンは陳述した。

「パーデュー社はただちに、本日ここに出席している者を含め、当社の最高幹部や科学者を含む対応チームを編成し、乱用と流用の問題に取り組むための、かつてないプログラムを開始いたしました」

小委員会を統率する、ペンシルバニア州選出の下院議員**ジェームズ・C・グリーンウッド**は、パーデュー社がなぜ自社製品の乱用の監視を新聞記事に頼ったのかについては尋ねなかった。その代わりに彼は、医師によるオキシコンチンの処方を示すIMSのデータベースに関する、もっと根本的な問題に焦点を当てたのである。パーデュー社がIMSのデータベースからリアルタイムで情報を得ているのなら、パオリーノが書いている処方箋の数を見てパーデュー社が危惧を抱かなかったのはなぜなのか、と彼は尋ねた。

「フォックス・チェイスがんセンターに勤めているわけでもないベンサレムの一整骨医が膨大な数のオキシコンチンの処方箋を書いていることがわかった場合、あなたがたはその情報にどのように対応するんですか?」

フリードマンの回答は入念に用意されたもののように聞こえた。

「我々はこれまでの経験から、医師が書く処方箋の数それ自体が、その医師が何か誤った行為を行っていることを示すわけではないということを学んでおります。我々は、医師による医療行為のクオリティを査定したり評価したりする立場にありません。医師と患者と一緒に診察室にいて、診察を観察したりそれに関与したりするわけではないのです。たとえば我々は――」

グリーンウッドはフリードマンの言葉を遮った。「ではなぜその情報が欲しいのですか？」

「その情報を使って、我々の製品がある地域でどれくらい使用されているかを理解するためです」。フリードマンは答えた。

「あなたがたのマーケティング戦略がどれくらい奏功しているか知りたいわけですね？」グリーンウッドが訊いた。「そうですね」とフリードマンは答え、援護射撃を求めて同僚たちにちらりと目をやった。

グリーンウッドは最初の質問に戻り、パーデュー社はなぜＩＭＳのデータを、販売戦略の成功を測るためには利用するのに、医師らがオキシコンチンを適切に処方しているかどうかを測るためには使わないのか、とフリードマンに尋ねた。

「それもあなたがたの責任でしょう」とグリーンウッドは言った。「世界中のパオリーノ氏があなたがたの製品の評判を落としていないかを確認するためにこのデータを使ってこなかったのはいったいなぜなんですか」

ハワード・ユデルが身を乗り出してフリードマンに何か囁いた。

「そのご質問にはユデルの方がお答えできると思います」とフリードマンは言って、ユデルに証言の席を譲った。

質問に答える役を引き継いだユデルは、ＩＭＳのデータだけでは、パオリーノが不法な処方を行っているかどうかはパーデュー社にはわからない、と言い張った。問題のある医師について調べるのは、製薬会社よりも警察の方がはるかに適役である――。

その答えにグリーンウッドは満足しなかった。「あなたがたの会社には、警察の言うことに頼るのではなく、このデータを解析する責任があると思うが」と彼は言った。「どうしてあなたがたがそれを積極的に行ってこなかったのか、理解できませんね」

ユデルは、議論して得られるものはないと判断した。「パオリーノ氏の件からは色々なことを学んだと思っています」と彼は答えた。「新聞が氏について伝えているのは、彼がひどく悪質な人間で、この町を食い物にし、言葉にならないような苦痛をもたらしたということです。私たちはみな、彼に騙されたのです。法の執行機関も、ＤＥＡも、この町の警察も。私たちは騙されたんですよ」。ユデルは機転の早さでグリーンウッドの質問をうまくかわし、ベンサレムでの公聴会は、パーデュー社の評判に傷がつくことなく終わった。

この公聴会でパーデュー社の幹部たちは明確な防衛戦術を構築し、他の議員や調査官からの質問に対しても繰り返しこれを使った。

まず初めに、パーデュー社は医師の治療法の是非を判断できる立場にはなく、ある医師が薬を密売する「悪者」であるかどうかは知り得ないと彼らは主張した。だがさらに重要なのは、パーデュー社の幹部らが、国会を前にして宣誓のもとに行われる証言でも、またパーデューー社の販売員に送られた書簡の中でも一貫して、オキシコンチンが乱用されていることをパーデュー社が知ることになった、ある決定的瞬間、明確な一線があった、と主張し続けたことだ。その決定的瞬間が正確にいつであったかは数週間の単位でずれがあったものの、幹部らは、二〇〇〇年の初頭にメーン州の連邦検事ジェイ・マクロスキーが警告文を発布するまでパーデュー社はこの問題について知らなかったと言い張ったのである。

ベンサレムで公聴会が開かれた四か月後の二〇〇一年一二月、ポール・ゴールデンハイムは上院の委員会で、オキシコンチンが乱用されているという報告はパーデュー社には寝耳に水のことだったと証言した。なぜなら、オキシコンチンの前身である強力なオピオイド、MSコンチンが販売されていた一七年間、「常軌を逸した」乱用や流用は見られなかったからだというのである。「パーデュー社には、オキシコンチンがそれとは違うと考える理由がありませんでした」とゴールデンハイムは言った。

だがその後、パーデュー社の幹部が引こうとした「明確な一線」が実は明確ではないということが、連邦捜査員による調査でわかった。事実パーデュー社の幹部らは、ゴールデンハイムの証言の三年前に、MSコンチンがストリートドラッグとして人気となり、オキシコンチンも同様の運命を辿る可能性があるということを知っていたのである。その情報は、一九九八年に権威ある『カナディアン・メディカル・アソシエーション・ジャーナル』誌に掲載された、バンクーバーにあるブリティッシュコロンビア大学の研究者らによる論文から得られたものだった。

もともとこの論文の著者は、ＭＳコンチンの乱用について調べようとしたわけではなく、バンクーバー市内の治安の悪い地区ではどんな処方薬がどれくらいの価格で売られているのかを知るために、麻薬の常習者や密売人に取材した。ＭＳコンチンのような徐放性のオピオイドは麻薬常習者にとってはあまり魅力がない、というのが当時の一般的な社会通念であり、パーデュー社もそのことを理由に挙げて、ＦＤＡに対し、オキシコンチンにそのような表記をする許可を求めたのだった。ところが驚いたことにカナダの研究者の調査からは、ＭＳコンチンがしばしば路上で販売されており、闇市場ではすべての処方麻薬の中で最高値がついていることがわかった。純粋なモルヒネの含有量が多いためである。

麻薬常習者たちは、ＭＳコンチンの錠剤を、外側のコーティングを削り取ってから潰して水に溶かし、溶液中のモルヒネを注射できるようにすることで、その持続放出メカニズムを反故《ほご》にする方法を編み出した、と論文には報告されている。ＭＳコンチンの錠剤には「ピーラー（peeler）」というあだ名が付いていた——外側のコーティングを剝がす［訳注：英語で"peel"］からだ。モルヒネが一五ミリグラム含まれる緑色のＭＳコンチンの錠剤は「グリーン・ピーラー」と呼ばれた。より強力な、三〇ミリグラムのモルヒネを含むものは「パープル・ピーラー」として知られていた。

『カナディアン・メディカル・アソシエーション・ジャーナル』誌のこの号にはまた、緊急治療室の医師であるブライアン・ゴールドマンによる論説も掲載され、オキシコンチンも同様に闇市場に流れる可能性があると警告していた。論説の中でゴールドマンは、バンクーバーで行われた調査は、徐放性麻薬製剤について、パーデュー社をはじめとする製薬会社が主張する安全性とは矛盾する結果を示していると述べている。ゴールドマンの言葉を引用すれば、バンクーバーの調査は、

……放出制御型のオピオイド製剤（いわゆる「ピーラー」）の闇市場での価格を示す初めてのエビデンスの一つである。これまでは、放出制御型製剤は即効型の医薬品と比べて乱用薬物としては人気がないのではないかと言われてきた。だが今回の調査で報告されたように、放出制御型オピオイド鎮痛薬の末端価格が比較的に高いということは、これらの薬剤が切望されていることを明確に示している。これは警戒されるべき事実である。モルヒネ硫酸塩製剤の一つ（ＭＳコンチン）の製造会社は、非合法的な、粗雑な方法でこの薬が注射された場合、局所組織の壊死や肺肉芽腫（薬物錠剤の製造に使用されるタルクを注射することで引き起こされる疾患）の原因となり得ると警告している。これらは解決されなければならない問題である。

ゴールドマンはそれから、オキシコンチンの危険性について直截に触れている――「徐放

性のオキシコドン製剤［オキシコンチン］がカナダで認可された現在、この薬をはじめとする放出制御型オピオイド鎮痛薬もまた闇市場に流れることが予想される」

パーデュー社がこのカナダでの調査結果を、FDAあるいはアメリカの医師に送ったことを示すエビデンスは存在しない。彼らには、そうしないもっともな理由があったようだ——この調査結果と論説が広く報じられれば、パーデュー社がオキシコンチンのために開始したばかりの大掛かりな販売キャンペーンを台無しにしたことだろう。この論説が掲載されたときパーデュー社のコンサルタントを務めていたブライアン・ゴールドマンは後年、パーデュー社からはこの論説について一切連絡がなかったと言っている。

メーン州で警告文が発布される一年前の一九九九年の時点で、パーデュー社の幹部は、他の情報源からもオキシコンチンの乱用について聞かされていた——自社の販売員である。販売員の一人、キンバリー・キース、は、アート・ヴァン・ズィーを含むリー郡の医師たちにオキシコンチンを売り込んでいた。

キースは、担当地区の医師を訪問するたびに、そこで交わされた会話を短くまとめた販売訪問報告書を書いていた。それは医薬品業界では一般的に行われていたことで、販売員は、その薬について医師が指摘した問題を記録し、医師がその薬を処方する数を増やすにはどうすればいいかについてのアイデアをそこに書き込んでいた。

キースが定期的に訪問していた医師の一人はリチャード・ノートンといい、セント・

チャールズにあるヴァン・ズィーのクリニックからわずか三〇キロ東、バージニア州ダフィールドで開業していた。キースの報告書には、一九九九年の半ばにはすでに、ノートンの患者がオキシコンチンの錠剤を歯で噛み砕き、オキシコドンを飲み込む、あるいは鼻から吸入するという形で乱用していることが記されていた（急いで書かれたキースの記録には、略語や綴りの間違いや誤字が含まれている）。

ある日のノートン訪問の後、彼女はこう書いている。

患者はオキシを噛んだりしていて調子が悪いそうだ。錠剤が砕けると言ってお腹立ち。患者がやり方を考えたわけではない。正しい患者に与えるのは心配ないと伝えた。

二週間後、キースは、別の訪問の際にノートンが言ったことを報告書にしている。

パーデューが経口投与ではなく注射にしないので失望していると言われた。なぜだと訊くと、患者がオキシコンチンを噛んでハイになっているからだそうだ。「皮下注射によるネクローシス（壊死）はあまり見ない。オキシコンチンのような陶酔感がないようなのでMSコンチンに切り替えると言われた。次回これについて話す必要あり。

パーデュー社はまた、一九九九年の時点で、オキシコンチンの乱用に関する報道やオキシコンチンを処方して逮捕される医師が増えていることに気づいていた。たとえばその年の初頭には、警察と州の麻薬取締官が、カリフォルニア州北部のレディングという小さな田舎町にある疼痛クリニックを家宅捜索している。そのクリニックの医師で、オキシコンチンの処方箋を何百通も書いたフランク・フィッシャーが逮捕され、詐欺、そしてオキシコドンが絡む薬物過剰摂取で死亡した彼の患者三人について、殺人の疑いで起訴されたのである。

検察によれば、一九九八年、低所得者層の患者のためにカリフォルニア州の医療制度を通して処方された、八〇ミリグラムのモルヒネを含むオキシコンチンの錠剤のうちの、実に四六パーセントをフィッシャーが処方していた。同年、彼のクリニックの近くにある薬局が購入した、オキシコンチンその他オキシコドンを含有する鎮痛薬の量は、アメリカ国内の他の薬局の四倍近かった。薬局の店主は不正行為を否定し、フィッシャーは、自分の処方は、疼痛治療においてこの種の薬をより積極的に使う必要がある、という新しい医学的見解を反映したものだと主張した。

裁判所の記録によれば、カリフォルニア州政府に依頼された鑑定人が、一九九九年に、パーデュー社に対してオキシコンチンに関する情報の提供を要請している。その頃はまだ、オキシコンチンは比較的新しい製品だったからだ。何年も経ってからフィッシャーの弁護団は、自分たちもまたいち早くパーデュー社に連絡を取ってフィッシャーの弁護への協力を求めたことを明かした。フィッシャーも、パーデュー社の医師と直接話したが、社の幹部は保守的で論争を避けたがっており、裁判には関与しないと言われた、と後日語っている。

その頃になると、パーデュー社はオキシコンチンの乱用に言及した報道を逐一監視していた。その春、パーデュー社の販売員二人が、ウェストバージニア州のささやかな新聞『ウィアトン・デイリー・タイムズ』社を訪れ、地元の麻薬対策チームを率いるウィリアム・ビーティーが、新たな薬物問題が地域に広がりつつあることを警告した記事が掲載された、発行されたばかりの新聞を入手している。ビーティーの記事には、「あまりにも多くのヘロインとオキシコンチンが、アッパー・オハイオ・バレーで路上に出回っている」と書かれていた。

同じ頃、ペンシルバニア州西部を担当するパーデュー社の販売員からは、当局が地区の医師に対してMSコンチンとオキシコンチンの両方についての警告書を送ったとの報告があった。警告書には、この二つの薬が「不法な嗜好用麻薬としてのニッチ市場を築いている」と書かれていた。「医薬品を乱用する人々は、経口摂取を回避することでこの薬の長時間持続効果を打ち消し、覚醒剤のようなハイを得る。この辺りの闇市場では一錠あたり三〇ドルから六〇ドルで売買されている」

一九九九年の年末までに、パーデュー社は、オキシコンチン関連の容疑で他にも逮捕された医師がいることを知る。そのうちの一人、フロリダ州の医師ジェームズ・F・グレーブスは、いくつかの薬の組み合わせを処方した患者四人の過剰摂取死について殺人罪で起訴された。元海軍の軍医であるグレーブスは、さまざまな職を渡り歩いた後、フロリダ州パンハンドル地域にある都市ペンサコーラにほど近い、ペースという小さな町で開業した。疼痛治療については特に教育を受けていなかったにもかかわらず、彼の小さな診療所には疼痛を訴える患者が多数集まった。グレーブスは彼らに、地元の薬剤師が「グレーブスのカクテル」と呼ぶ薬の組み合わせを処方した。その中には、オキシコンチンやロルタブなどの麻薬性鎮痛薬やザナックスといった鎮静剤が含まれていた。

亡くなった彼の患者はいずれも薬物乱用歴があったが、その一部の両親は後にグレーブスの裁判で、子どもにこれ以上薬を処方しないでくれと懇願した、と証言した。公判でフロリダ州の検察官は、「行くなら彼のところだ、という噂が広まったのです」と陪審員に言った。「麻薬の密売人と変わりません」

パーデュー社の販売員、レオン・V・ドゥリオンは、グレーブスがオキシコンチンを——中でもオキシコドンの含有量が四〇ミリグラムまたは八〇ミリグラムという高用量の錠剤を——不適切に処方している、という地元の薬剤師の苦情を一九九九年から耳にするようになったと証言した。彼はまた、グレーブスがパーデュー社の販促キャンペーンを利用して、患者にオキシコンチンのサンプルを無償提供していることも懸念していた。

製薬業界内では、医師が新しい薬を患者に処方するのを促すために、小分けパックの無料サンプルを医師に提供するのが常識だった。DEAの規約では、製薬会社が麻薬の無料サンプルを提供することは禁じられていたが、パーデュー社をはじめとするオピオイドの製造会社は抜け道を見つけたのである。

パーデュー社の販売員は、無料サンプルの代わりに、毎年何千枚ものクーポン券を医師に配った。クーポン券は、七日分または三〇日分のお試し用オキシコンチンと交換できる。医師は患者にクーポンを渡し、患者はそれを薬局に持って行ってオキシコンチンを無料で受け取る。パーデュー社の予算には、無料配布プログラムのために年間四〇〇万ドルが計上されていた。

ドゥリオンは検察官に、一九九九年初頭の数か月間にそうしたクーポン券三〇枚をパーデュー社から受け取り、そのうちの六枚をグレーブスに渡したと証言した。一枚で無料交換できるオキシコンチン三〇日分は、患者がオキシコドンに対する深刻な依存や、ときには常習癖を形成するのに十分な量だった。

それからドゥリオンは別の医師のところで、グレーブスがオキシコンチンのクーポン券を金に換えていることを示唆する会話を漏れ聞いた。診察を待っている患者が二人、闇で買える薬の話をしていたのである。二人は、グレーブスが副業として宣伝中だった、電話による長距離リモート診察サービスに申し込みさえすれば、「必要なだけのオキシコンチンとただで交換できる」クーポン券をくれる、という話をしていた。ドゥリオンはまた、その二人が、麻薬常習者の間でオキシコンチンが人気であるという話をしていたことも証言した。二人のうちの一人は、「闇市場で一番人気のある乱用薬物はクラック・コカインで、それはデビルズ・ディック［訳注：悪魔のペニス］と呼ばれ、次がオキシコンチンで、デビルズ・ボールズ［訳注：悪魔の睾丸］と呼ばれている」と言った。

一九九九年半ば、カリフォルニア州の医師フランク・フィッシャーが、殺人罪から過失致死罪に減刑されて出所した（その後、彼に科せられたすべての重罪は取り下げられ、関連する軽罪についても二〇〇四年の裁判で無罪となった）。フィッシャーは依然としてオキシコンチンの価値を強く信じており、出所後ほどなくして、パーデュー社の出資による疼痛管理の講演会に出席している。

ずっと後になって彼は、パーデュー社の社員が登壇して、オキシコンチンは徐放薬なので乱用は起き得ないと繰り返し主張するのを聞いて驚愕した、と回想した。「出席していた看護師たちはみな笑っていましたよ」とフィッシャーは言った。この出来事にすっかり腹が立ったため、彼はパーデュー社の本社に電話をかけた。電話は、パーデュー社で働き始めたばかりのデヴィッド・ハドックスに回された。フィッシャーは、講演者が言ったことをハドックスに伝えた。「デヴィッド、おたくの講演者が言ってることは嘘だってあんた知ってるだろう」と言ったのを彼は覚えている。

フィッシャーによれば、ハドックスは電話でひどく懸念している様子で、その講演者の名前を尋ねた。フィッシャーの苦情に対してどのような対応が取られたのか、あるいはまったく何の対応も取られなかったのかはわからずじまいだった。ハドックスからはその後一切連絡はなかった。

後年ハドックスは、オキシコンチンの乱用に関する初期の報道を大したことでないかのように扱い、乱用された例は「ほんのわずか」だったと言った。だがそうではなかったのだ。やがて見つかった新しい証拠は、一九九九年後半――パーデュー社幹部が国会で証言するはるか以前――に、ハドックスが社の幹部に対し、増え続けるオキシコンチンの乱用に関する危機対応計画を策定することを密かに勧めていたことを示していた。

だがこの呼びかけは無視されたのである。

NINE
死者の数

明けて二〇〇二年、パーデュー社は危機の只中にいた。

ローラ・ナーゲルのような連邦政府の捜査官による捜査に加え、州当局からも取り調べを受けていたのである。報道機関も引き続き厳しく監視の目を光らせていたし、オキシコンチンの依存症になったと訴える人々がパーデュー社に対して起こす訴訟も増えていった。

パーデュー社を巻き込んだ論争は、その五〇年間の歴史上、パーデュー社が経験したことのないものだった。だが二〇〇二年後半、パーデュー社は、サックラー兄弟が長年使ってきたツールや戦術を頼りに反撃を始めた。批判的立場の者や将来的に敵となるであろう人間に、金を渡し、職を提供し、その他身贔屓《みびいき》な行為を行うことで、味方に引き込み、懐柔し、あるいは打ち負かしたのである。

パーデュー社の側にいち早く寝返った者の中に、オキシコンチンによる害について最初に医師らに警告を発したメーン州の司法長官、ジェイ・マクロスキーがいた。マクロスキーは二〇〇一年五月、検察の職を辞した直後にパーデュー社の法務を担当し始めた。

実は、彼がまだ公務に就いていた間に彼とパーデュー社の間で将来的な職について連絡を取り合っていた証拠がある。二〇〇一年三月に書かれたパーデュー社の社内メモには、当時パーデュー社がオキシコンチン問題への対応策として行っていたことの一覧があり、その中には官僚との定期的なミーティングが含まれている。そこにはこう書いてある。

a：マクロスキーの辞職が決まったので、AG［メーン州の司法長官］は我々との関係を［オキシコンチン問題の連絡窓口として］引き継ぎたがっている。RH［パーデュー社の広報責任者ロビン・ホーゲン］は電話してミーティングを設定すること。

b：そのミーティングの際、マクロスキーとのフォローアップを設定する。彼から電話があり、開業する法律事務所の顧客を探していた。

c：三月八日、不正改竄《かいざん》ができない処方箋用紙配布プログラムについてのプレスリリースを発信。記者からの質問に対する答えと、PPLP［パーデュー社］が行っている「正しい行動」に対する褒め言葉についてマクロスキーに指導済み。

後年マクロスキーは、自分が司法長官を辞する前にパーデュー社に職を求めて連絡を取っていたとの示唆に激しく反論している。だが、パーデュー社に雇われる身となった元公務員はマクロスキーだけではない。パーデュー社は間もなく、元DEAの局員や、バージニア州その他、オキシコンチン乱用問題が吹き荒れた州の州警察の警察官を多数雇い入れた。また、州および連邦政府の麻薬取締機関と連携する組織、たとえば「全米薬物流用捜査協会」などに資金を注ぎ込んだ。

この協会の二〇〇一年の定例会議では、パーデュー社のデヴィッド・ハドックスが新聞報道のスライドを参加者に見せ、オキシコンチン問題の規模と依存の危険性について誇張していると強く主張した。このとき参加者の一人は同僚に、「フィリップ・モリスが、タバコはがんの原因にならないと言ってるようなもんだな」と書いたメモを渡している。

医師あるいは警察官をまとめる専門家組織は、企業からの献金は自分たちの活動方針や公的立場に影響を及ぼさないと信じたがるが、パーデュー社の金を喜んで受け取って年次集会の費用とし、またその金で夕食にステーキを食べる組織は、そうした金がその組織の使命をどれほど深く蝕むものかに決して気づかないようだった。

州レベルでの薬物規制当局を全国的にまとめる組織NASCSA（州薬物規制当局全米連合会）の二〇〇〇年の年次集会では、迫りくるオピオイド危機に対して行動をとることを求める声が上がった。ニューヨーク州の当局者ジョン・イーディーは、連邦政府のデータによれば合法のオピオイドを試す若者が増えており、対応を怠れば、新たな世代の麻薬常習者を生み出し、合法的に処方される麻薬に対する法的な締め付けが起きて、薬を必要とする疼痛患者を危険に晒す、と言った。もしもこの状況が「すみやかに覆され」なければ、「事故、依存症、過剰摂取、死亡によって、非常に多数の子どもや若者が苦しむ」ことになる危険性が高い、とイーディーは警告した。

だが二年後、パーデュー社から金を受け取ったNASCSAの年次集会での話題は、これとは大幅に異なり、公衆衛生に関するものではなく、企業による情報操作とイメージ作りについてのものだった。この年のゲストスピーカーは、パーデュー社が雇った「危機管理」の専門家、エリック・ダズンホールで、『メディア報道を生き残れるのは誰か、そしてそれはなぜか』と題された講演で安全監督機関の職員たちをもてなしたのである。

二〇〇二年になる頃には、一般の人々にオキシコンチンの危険性について警告するというアート・ヴァン・ズィーの努力は行き詰まっていた。

リー・カウンティ・ハイスクールで彼が始めた、FDAにオキシコンチンのリコールを求める署名集めは、リー郡の外ではほとんど注目されず、集まった署名は八五〇〇筆にすぎなかった。一方、リコールの努力を伝えるために彼が作ったウェブサイトには多数の否定的なメッセージが書き込まれた。「あなたほんとに医者なんですか?」というEメールを送ってきた人もいた。「あなたが医者なんだとしたらそれは間違ってる。私の犬だってあなたに治療させるのはご免です」

　彼が二〇〇二年二月に上院の委員会の前で証言したときも、議員たちの反応は冷たいものだった。バージニア州西部から首都へ、スー・エラとともに車で向かう長い道中、ヴァン・ズィーは言うべきことを練習した。「僕が言える一番重要なことは何だろう？」と彼は何度も何度もスー・エラに尋ねた。「五分しかないんだ。言うべき三つのことは何だろう？」

　上院の公聴会室に入った彼は、一張羅のスーツに、母親から贈られたカラフルなジェリー・ガルシアのネクタイを締めていた。同じく証言することになっていた医師、ポール・ゴールデンハイムを含む、数名のパーデュー社幹部がすでに着席していた。

　初めに証言したのはヴァン・ズィーで、委員会のメンバーに対して直截に、パーデュー社はオキシコンチンを回収し、乱用されにくいような成分組成に変更することを義務付けられるべきである、と述べた。

「まず、医師たちがこの薬の処方を誤り、また過剰に処方するという問題が起きていることは明らかです。次に、この問題の蔓延は、社会にいかに処方薬の乱用が広がっているかということを容赦なく示すものであります。三つめに、そしておそらくはこれがこの委員会とFDAにとっても何よりも重要なところかと思いますが、パーデュー・ファーマ社によるオキシコンチンの宣伝および販売戦略が、この問題の主な原因であるということであります」

委員会のメンバーたちは即座に、オキシコンチンの使用を抑制するためにすでに着手している以上のことをするつもりはない、とヴァン・ズィーに明言した。だが、パーデュー社の本社があるコネチカット州選出のクリストファー・ドッド上院議員はヴァン・ズィーに激しく質問を浴びせ、パーデュー社の宣伝がオキシコンチンの乱用に拍車をかけたという証拠を見せろと迫った。また、リー郡のようなところでは、オキシコンチンが発売されるはるか以前から処方鎮痛薬の乱用が問題になっていたことも指摘した。

ドッドの発言は、パーデュー社幹部がオキシコンチンとそのマーケティング手法を擁護するために使っていた論点そのままだった。これは驚くにはあたらなかった――なぜならドッドは公聴会の何週間も前に、ハワード・ユデルその他のパーデュー社幹部と会っていたからだ。ミーティングの後、ユデルはフォローアップの書簡でドッドに、パーデュー社にはオキシコンチンが乱用されることを「予想する理由はなかった」と書いた。なぜならパーデュー社は、オキシコンチンの前身であるMSコンチンに大きな乱用問題があったとは認識していなかったからだというのである。

ドッドの質問に対してヴァン・ズィーは、証拠となるデータは持ち合わせないが、薬物の乱用で知られている地域で製薬会社が積極的に麻薬を宣伝すれば、それが「商業的な成功と公衆衛生上の問題を生むのは必須」と考えるのが常識である、と答えた。その後、ドッド上院議員は二〇〇二年中に、パーデュー社の政治活動委員会から一万ドルの選挙献金を受け取っている。その年パーデュー社が他の議員に提供した献金の一〇倍にあたる金額だ。

国会議員たちによる反発を押さえ込むのに成功したパーデュー社は、法廷でもその成功を繰り返した。増えていくオキシコンチン関連の訴訟で自社を弁護するため、パーデュー社はアメリカ最大手の二つの法律事務所、キング&スポルディングとチャドボーン&パークを雇った。どちらも有能な弁護士と経験を豊富に持つ、怖いものなしの事務所である。

パーデュー社との闘いにおいては、原告側弁護団は別の問題も抱えていた。依頼人たちである。原告のほとんどは、オキシコンチンの前にも他の薬物を乱用した経験があり、彼らが依存症になったのはパーデュー社の責任であるということを示すのは事実上不可能だった。パーデュー社を相手取った訴えは次々に却下され、そのたびにパーデュー社は、威嚇のためのプレスリリースを発行してそれを祝った。

「訴訟の却下は、こうした訴訟に対して厳しくかつ徹底的に対応するという当社の決意を一層固くするものです」――パーデュー社の最高顧問弁護士ハワード・ユデルは言った。「こうした訴訟のうち、示談に持ち込まれたものはただの一件もありません。手っ取り早い成功報酬を期待して人身傷害訴訟を起こす弁護士は、今後も失望し続けるでしょう」

二〇〇二年に行われたある講演で、パーデュー社の広報最高責任者ロビン・ホーゲンは、同業の広報責任者たちに対し、パーデュー社がいかにして嵐を乗り越えたか、という話をしている。「正直、この危機が始まった最初の一年ほどは、我が社はやられっぱなしでした」

――蝶ネクタイ好きのおかげで私立高校の生徒が年を取ったように見えるホーゲンが言った。

「後手後手に回っていました。ある意味呆然としていたんです。研究の結果を、データを、文献を見ろよ、と言って、科学的に論争しようとしたんですが、政治的な争いに巻き込まれてしまった。実際我々も、政治コンサルタントをもっと使わざるを得なくなりました」

それからホーゲンは、パーデュー社が間もなく政治の世界の「大スター」を相談役に迎えるというニュースで聴衆をじらした。

「それが誰であるかは今日はお話しできませんが、政治の世界のスターである重要人物ですよ。お伝えできるのはそれだけです――政治的な問題ですからね。我々は、公平な条件で闘える場がどこかにあって、科学と真実がいつか勝利することを願っています。だが残念ながら今はそうではない。実際、政治的に長けていなければ勝てません。だから我々はそういう方向に向かっているんです」

その「大スター」とは、ニューヨーク前市長のルドルフ・W・ジュリアーニである。

九・一一同時多発テロが起こる以前は、彼はまさに策略に長けた政治家という評判だった。事件で傷めつけられたニューヨーク市を立ち直らせるのを主導する中で彼が見せた気概と固い決意は、策略家というイメージをいくらかやわらげ、彼を最も手厳しく批判していた人さえも彼を称賛した。二〇〇二年には、ジュリアーニは大統領選に出馬するのでは、とも憶測されていた。

だが彼は出馬せず、代わりに、新たに手にした地位を金儲けに使うべく、ジュリアーニ・パートナーズというコンサルティング会社を開業した。押しの強い連邦検事としての長年の経験を活かし、ジュリアーニは、企業に雇われる「掃除屋」役を買って出た。彼の顧客には、会計疑惑から抜け出せない通信企業大手ワールドコム、八百長レース疑惑の只中にいる全米サラブレッド競馬協会、投資家を欺いたと非難されている金融機関メリルリンチなどが含まれていた。

そして今度は、オキシコンチン危機のさなかにいるパーデュー社の舵取りをしようというのである。ジュリアーニ・パートナーズはその顧問料を開示していなかったが、元ニューヨーク市長たる者を安く雇えるはずがなかった。講演料としては、ディナー付きの講演会で話せば彼は一〇万ドルを要求した。

二〇〇二年、ジュリアーニは前立腺がんから回復したばかりで、パーデュー社について人前で話すときにはしばしば、患者としての自身の経験を引き合いに出した。

「何千万人ものアメリカ国民が持続性の疼痛に苦しんでいるのです」と彼は言った。「我々は、身体の自由を奪う痛みに苦しむ人が、適切な鎮痛薬を必ず手に入れられる方法を見つけなければならない。と同時に、そうした必要不可欠な薬の乱用や流用を防がなければなりません」

やがてパーデュー社は、ジュリアーニの政治的なコネをも巧みに利用し始めた。ジュリアーニを雇って間もなく、ジュリアーニと、元ニューヨーク市警察本部長でジュリアーニの後を追うように民間企業に移ったバーナード・ケリックから、DEA局長のエイサ・ハッチンソンにコンタクトがあった。ローラ・ナーゲルによる捜査と並んで、DEAはまた、ニュージャージー州にあるパーデュー社の製造工場で起きたオキシコンチンの盗難事件を調査しており、ケリックがその工場の警備を強化する任に就いていたのである。

「市長と私で、DEA局長のエイサ・ハッチンソン、彼らのスタッフ、パーデュー社の人たちと会ってきたばかりだよ」。後に脱税の罪で収監されることになるケリックはそう記者に語った。「パーデュー社が裁判所に乗っ取られたり廃業に追いやられたりしては困る。この状況の中から、業界の模範となる安全基準を構築したいと思っている」

ジュリアーニと元アーカンソー州選出上院議員であるハッチンソンの接点が増えていくと、DEA内部には狼狽が広がった。DEA局長が製薬会社の捜査に直接関与するというのは尋常なことではない。通常司法省は、その案件を担当するDEAの捜査官からの提言に基づいてどのような捜査を行うかを決めるものだ。ところがそこにジュリアーニが加わった途端、パーデュー社の製造工場ではDEAによる取り調べは遅れた――ハッチンソンが部下を招集し、捜査を継続する理由を説明させたためだ。

ただしハッチンソンは、ローラ・ナーゲルの捜査には干渉せず、二〇〇二年の春にDEAの薬理学者がナーゲルに渡した報告書には、ナーゲルがパーデュー社に落としたがっていた爆弾とも言える情報が含まれているようだった。その薬理学者、デヴィッド・ゴーヴァンは、何か月間も小さなオフィスに籠もり、オキシコドンが関連する過剰摂取死のデータを求めるDEAの要請に応えて検視官から送られてきた、一三〇〇通の死亡届に目を通した。うち三五〇通については、分析に十分な情報がないとして除外し、残った九五〇通から、過剰摂取の犠牲者の解剖、あるいは毒物検査の際に見つかったオキシコドンが、オキシコンチンからのものであった頻度を割り出すためのデータを取り出した。

ナーゲルは、その割合は高いだろうと予想していた。だがゴーヴァンの分析結果は彼女の予想を上回っていた。彼の分析によれば、該当する過剰摂取死の半数は、間違いなく、あるいは非常に高い確率でオキシコンチンが関与していたのである。

その数字を割り出すため、彼は死亡者をいくつかのグループに分類した。一つは、診断書あるいは警察からの情報に、死体と関連するオキシコンチンの錠剤または処方箋の存在が証拠として示されていたため「オキシコンチン確定」とされるもの。もう一つのグループは「おそらくはオキシコンチン」というもので、毒物検査でオキシコドンが検知された一方、市販の一般的鎮痛薬には含まれるがオキシコンチンには含まれないアスピリンまたはアセトアミノフェンは検出されなかった場合がこれに含まれた。ゴーヴァンが分析した死亡例のうち、一四五件、すなわち一五パーセントが「オキシコンチン確定」であり、「おそらくはオキシコンチン」と分類されたのが三一八件、すなわち三四パーセントだった。

それは厳しい現実を突きつける数字だった。だがナーゲルに最も衝撃を与えたのは、ゴーヴァンが導き出したもう一つの結論だった。それは、オキシコンチンをめぐる議論を根本から変えることができるものだとナーゲルは確信した。それは、オキシコンチンの乱用問題への対応にあたってパーデュー社の幹部は、医師の指示通りに服用すればオキシコンチンは患者にとっていかなる危険も及ぼさない、と主張して譲らなかった。ところがゴーヴァンは、分析に基づいて、**オキシコンチンを適切に処方された疼痛患者もまた過剰摂取によって死亡している**と結論したのである。

その結論は、過剰摂取で死んだ者の多くは、死亡時に、体内に複数の処方薬が残っていたということを示す解剖所見に基づいていた。そのこと自体は珍しくなかった。過剰摂取死に一種類の薬しか関わっていないことは稀で、一種類しか検出されないというのは通常、その人が自殺のために一種類の薬を大量に摂取したということを示唆する。

だがゴーヴァンが注意を引かれたのは、解剖所見に見られる、ある特定の薬の組み合わせだった。調べた過剰摂取死の多くで、死体の血中に精神安定剤と抗うつ剤が認められたのである。ゴーヴァンは、オキシコドンを摂っている疼痛患者にはしばしば、不安感に対処するためにこうした薬が処方されることを知っており、彼にとってこの事実は、オキシコンチンを処方された患者が過剰摂取しているということを示していた。

ナーゲルはこの結果を非常に重要と判断し、DEAはゴーヴァンの調査結果とそれが患者にとって何を意味するかを要約したプレスリリースを発行した。そこにはこう書かれていた。

食品医薬品局に承認された、標準的なオキシコンチンの処方を受けている「普通の」患者は、複数の薬を使用している可能性がある。「慢性疼痛」の患者に推奨される治療法の一つにオピオイドと抗うつ剤の併用があり、これもまた、故意に複数の薬剤を併用させるものである。こうしたことを考えれば、オキシコンチンによる死亡事例の多くで、毒物検査における多剤検出が見られたことは驚くにあたらず、だからと言って、これらの死にオキシコンチンが果たした役割が小さくなるものではない。

ナーゲルは、DEAのデータを突きつけられたFDAがこれまで以上の対応に迫られるだろうと信じていた。だが、パーデュー社幹部とFDAの局員が調査結果を精査するためにナーゲルの事務所に現れたとき、ナーゲルの爆弾は彼女の上に炸裂したのである。

パーデュー社の幹部たちはゴーヴァンの結論をあっさりと否定し、疼痛患者が薬を過剰摂取していることを科学的に裏付けるものはこのデータの中には存在しないと言った。逆に麻薬常習者は往々にして、自分なりのハイを楽しむために複数の薬を一緒に摂るものであり、オキシコンチンとザナックスのような精神安定剤は中でも人気のある組み合わせである、と彼らは指摘した。その場にいたFDAの最高幹部の一人、シンシア・マコーミック博士はそれに同意し、DEAが精査した死亡報告書は内容が不明瞭すぎて、オキシコンチンの安全性に関する評価を結論づけることはできない、と付け加えた。「パニックになる必要はないと思いますね」——別のFDA局員が言った。

痛いところを突かれた。警察官として、ナーゲルは死亡に関するデータを単純に見ていたが、そのデータからわかることは実はもっと曖昧だったのだ。後年、ゴーヴァンが指摘した点の一部は正しかったことが証明された——オピオイドと精神安定剤の組み合わせは、疼痛患者であろうが薬物乱用者であろうが関係なく死に繋がることがあるのである。だが二〇〇二年の時点で彼は、データが裏付けることができない結論に飛躍したのだった。「人生最悪の日だったわ」と、後にナーゲルは語っている。

間もなく、パーデュー社の利益とオキシコンチンの売り上げを脅かすものがまた一つ消滅した。それは、パーデュー社を批判してきたフロリダ州の司法長官、**ボブ・バターワース**のおかげだった。

フロリダ州はオキシコンチン乱用問題の震源地であり、バターワースは二〇〇一年に、パーデュー社の調査を開始すると発表した。それには二つの目的があった。調査が目指すことの一つは、パーデュー社によるオキシコンチンの宣伝が不適切なものであったかどうかを判断することである、とバターワースは宣言した。もう一つの目的は、オキシコンチンの乱用問題についてパーデュー社が認識したのは二〇〇〇年初頭になってからだという、国会でのパーデュー社幹部の証言が真実であったかどうかを突き止めることだった。

バターワースは、フロリダ州における多数のオキシコンチン関連死をこの調査の動機として挙げた。「私がこの件に関与するようになったのは主に、検視官からの死亡報告書を読んでいたからです」——『サウス・フロリダ・サン・センチネル』紙の記者に彼はそう言った。「注目しないわけにはいかないでしょう」

バターワースは強敵だった。

その数年前、彼は、タバコ業界に対する法的な闘いを開始した州司法長官たちの中でも中心的な存在だったのである。だが今回、バターワースの調査は短命であり、パッとしなかった。彼の部下たちは、この調査での重要な証言者となり得る、パーデュー社の元販売員と現役販売員、約百名の名前を入手した。ところがバターワース配下の調査員が正式に聴取を行ったのは、かつてパーデュー社の地区担当営業部長としてペンシルバニア州とウェストバージニア州を受け持っていたことがある、ウィリアム・ゲルゲイという男性一人だった。

同僚にセクシュアル・ハラスメントで訴えられた後、二〇〇〇年にパーデュー社を解雇されていたゲルゲイは、その聴取の中で、大きな火種になりかねない情報を提供した。パーデュー社のマーケティング担当の重役二名が、販売員とのミーティング中に、オキシコンチンは「依存性がない」と説明したというのである。また彼は、パーデュー社の出資で週末二日をかけて行われる疼痛管理セミナーは、実はオキシコンチンの売り上げを伸ばすために金を払って講演をしてもらう医師を集めるために利用する「宴会」である、と説明した。

だが調査はそこで終わった。

バターワースは任期制限のため、フロリダ州司法長官の座を再び狙うことができず、そのため州議会議員に立候補した。選挙を間近に控え、彼には進行中の調査を終結させるというプレッシャーがかかった。問題の解決を政治的利益に繋げるのと、次の司法長官が調査を中止する危険性を排除するためだった。二〇〇二年一一月、フロリダ州議会選挙をわずか四日後に控え、バターワースとパーデュー社は、両者が州による調査を終結させるための合意に達したと発表した。パーデュー社がフロリダ州に、処方箋監視システムの費用に充てるための二〇〇万ドルを支払うことに同意したのである。その代わりにバターワースは調査を終了させせた。数日後、彼は選挙で惨敗した。


それからほどない二〇〇三年の元日、リンジー・マイヤーズはテネシー州ジョンソン・シティの病院の一室で激しい痛みに悲鳴を上げていた。数時間後、息子が誕生した。健康な、体重三キロの男の子だった。ファーストネームはブレノンといったが、リンジーと母親のジェーンは彼をミドルネームのカイルと呼ぶようになった。自分がカイルの世話をしなければならないと気づいたジェーンは、自分の寝室にベビーベッドとおむつ交換台と玩具を用意し、病院からペニントン・ギャップの自宅へと赤ん坊を連れ帰った。

カイルが生まれる前の数か月は、リンジーとその両親にとって絶望的な日々だった。リンジーは再びオキシコンチンに依存しており、父親のクレジットカードを使って友人たちの車のガソリン代を支払い、代わりに友人たちから受け取る現金でオキシコンチンを買った。

リンジーは中絶も考え、近くの中絶クリニックに何度も予約を入れたが、ついに行かなかった。赤ん坊を産むことに対する恐れが強まるとともに薬の使用量も増えていった。数か月前からリンジーを担当していた薬物依存症カウンセラー、ラリー・ラベンダーは、リンジーがいつか死んでしまうのではないかと心配した。

リンジーの両親もパニックに陥っており、ラベンダーは二人に、リンジーの不安定な状態を考えると、子どもが生まれるまで長期滞在型の治療プログラムを受けさせるのが最善策なのではないかと提案した。二人はそれに同意し、ラベンダーが、テネシー州チャタヌーガにある、妊娠中の女性を受け入れる施設を見つけたのだった。

ジェーンとジョニーがリンジーを車でクリニックまで連れていくと、リンジーは子どもが生まれるまでメサドンを投与されると聞かされた。これは、出産前の妊婦に離脱症状のストレスがかかるのを防ぐための標準的な医療行為である。だがジェーンは、リンジーの赤ん坊がオピオイド依存症で生まれてくるのではないかと怖気づき、リンジーをペニントン・ギャップに連れ帰ることにした。

そのときにはすでにリンジーには、同棲している新しいボーイフレンドがいた。ある日、ジェーンがリンジーに会いに行くと、そのボーイフレンドが、リンジーは刑務所にいると——数時間前に、地元のウォルマートでスプレー式点鼻薬を万引きして逮捕されたと——言った。リンジーは保釈されたが、その後も常習癖を満足させるために盗みを続けた。実家からは、ダイヤモンドがちりばめられた父親の指輪や弟の金鎖のネックレス、母親の、ダイヤモンドをあしらったエメラルドの指輪のほか、高級な宝石類が姿を消し始めた。

ラリー・ラベンダーは、リンジーが宝石類を町のビデオ店で質入れしているという情報を摑んだ。彼はその情報をジェーンに伝え、ジェーンが店に行って品物を買い戻し始めた。リンジーの両親はリンジーに選択肢を与えた——出産後、滞在型治療プログラムに参加するか、さもなければ家族の宝石を盗んだかどで告訴されるかだ。

カイルが生まれた数週間後、リンジーはミネソタ州にある有名な薬物乱用治療施設、ヘーゼルデン・クリニックに向かった。そこでの一か月間の治療がうまくいくと、リンジーはアリゾナ州フェニックスにある更生訓練施設に移った。母親との電話中リンジーは、リー郡に戻るべきか、それともカイルと一緒にどこか他所《よそ》で新しい人生を始めるべきか考えていた。

数か月後、リンジーがカイルと両親に会いに来た。依存症の治療はうまくいっているように見えたが、リンジーは、自分にはカイルの世話はできない、少なくとも今は——とジェーンに告げた。リンジーはフェニックスに仕事が見つかり、ほぼ毎晩カウンセリングのミーティングに出席していた。秋には大学に進学したかった。そのうえ一人で子どもを育てるのは無理だ、とリンジーは母親に言った。

ジョニーはリンジーのジープでアリゾナまで送っていくことに同意した。ジェーンはリンジーが本当に行ってしまうとは思わなかったが、同時にジェーンとジョニーには、カイルを正式に養子にする覚悟ができていた。リンジーが荷造りをしている間、ジェーンは、気が変わった、と娘が言うのを待った。リンジーの荷造りが終わり、ジョニーは荷物をジープに積んだ。車が坂を下り、家から遠ざかっていく音を、ジェーンはじっと聴いていた――やがて車が停まって戻ってくることを期待しながら。だが車は戻ってはこなかった。


何か月もの間、パーデュー社幹部は、ローラ・ナーゲルやアート・ヴァン・ズィーのように、パーデュー社を批判あるいは敵対する者たちが、挫折し、パーデュー社の広報部隊にこてんぱんにされるのを眺めて楽しんだ。

だが二〇〇二年一二月、パーデュー社の幹部たちの気分に水を差す知らせが届いた。それはバージニア州西部地区連邦検事のオフィス――医療問題に関する調査員グレゴリー・ウッドが勤める、ロアノークにある連邦検事事務所――からの召喚状で、司法省が正式に、パーデュー社によるオキシコンチンの販売についての捜査を開始したことを告げるものだった。

それに先立つ数か月間に、パーデュー社のオキシコンチン販売員が使った虚偽の宣伝文句についてグレゴリー・ウッドが抱いた疑問を、二人の連邦検事補が共有するようになっていた。彼らは、パーデュー社のもっと上の人間がその広告キャンペーンを指揮していたのではないかと考えた。その二人とは、体格のがっしりした元海兵隊員、**リック・マウントキャッスル**と、長身で陰鬱な面持ちの**ランディ・ラムザイヤー**で、連邦検事事務所の本部があるロアノークから西に二〇〇キロ、アパラチア山脈の麓の、古風な趣のある小さな町、バージニア州アビングドンのサテライトオフィスに勤めていた。二人のオフィスは、アビングドンの目抜き通りにある、連邦裁判所の入った立派な煉瓦建てのビルからすぐ近くの、小規模なショッピング・センターの中にあった。

パーデュー社がオキシコンチンの販売を始めてから、マウントキャッスルとラムザイヤーもまた他の規制当局者と同様、担当する事件の内容がガラリと変わるのを目の当たりにしていた。二〇〇一年までには、事実上ほぼすべての事件——強盗、詐欺、暴行、医薬品不正販売——がオキシコンチンと何らかの繋がりを持っていたのである。

二〇〇二年後半、ボブ・バターワースがその調査を終了する直前に、フロリダ州の検察庁に勤めるジョディ・コリンズという副検事からパーデュー社の弁護士に書簡が送られ、バターワースが最も回答を得たかった重要な疑問の一つに関する資料を強く要求した。その問いとは、パーデュー社が最初にオキシコンチンの乱用について知ったのはいつだったか、またそれについてパーデュー社はどんな対応をとったのか、というものだった。だがバターワースの調査が双方の合意によって終結したため、コリンズが質問の答えを得ることはなかったのである。マウントキャッスルとラムザイヤーは、その答えを見つけるつもりだった。

TEN 裁きの日

二〇〇七年五月一〇日の朝、かつてアパラチア山脈の炭鉱に向から列車の分岐駅があったアビングドンの町には、明るい青空が広がっていた。

その気持ちの良い目抜き通りには、修復された植民地時代の家や、大恐慌時代に建てられ、地元の農民たちは作物と引き換えに入場券をもらえた劇場、バーター・シアターなどの歴史的建造物が点在していた。バーター・シアターから遠くないところに、もう一つの歴史的建造物があった——かつて、由緒あるマーサ・ワシントン女子大学があった、大きくて優雅な大邸宅である。そこは今ではマーサ・ワシントン・インというホテルになっており、その五月の朝、パーデュー社の最高幹部三名——マイケル・フリードマン、ハワード・ユデル、そして医師ポール・ゴールデンハイム——が、決して訪れることはないと思っていた裁きの日を迎えるためにホテルから姿を現した。

オキシコンチンがリー郡や他の地域で注目されてから八年が経っていた。その間に、オキシコンチンの使用と乱用はアメリカ全国に広がり、被害を受けた、あるいは生命を失った者は数千人にのぼった。犠牲者はアメリカの田舎の人々だけではなく、都会の住民も、金持ちも、著名人も含まれていた。二〇〇三年には、薬物常習者を意思が弱く不道徳な輩と非難するのが好きな保守派のラジオ解説者、ラッシュ・リンボーまでが、自分がオキシコンチンの依存症であることを認めていた。

合法オピオイドの過剰摂取死の数は驚くべき勢いで上昇を続け、医師が書く処方箋の数と足並みを揃えて増えていった。「**疼痛撲滅戦争**」たけなわだった。二〇〇一年、医療機関の水準を認定する独立非営利団体、医療施設認定合同審査会は、疼痛は「五つ目のバイタルサイン」であると宣言した。これはパーデュー社のような企業やオピオイド推進派によるロビー活動を受けての行動であり、医療機関に、患者に疼痛の程度を尋ね、それを主にオピオイドによって治療することを推奨した。また入院患者にはアンケートが行われ、主治医による疼痛治療が十分であったかどうかを評価する項目があったことが、医師により多くの薬の処方を促した。

オキシコンチンをめぐる巷の議論に不安を感じ、依存症治療のほか鎮痛薬としても処方されるメサドンなど、オキシコンチンとは別の鎮痛薬に切り替えた医師もいた。だがメサドンもまた、特にその作用機序を知らない者が使えば過剰摂取死につながった。メサドンはオキシコンチンほど素早く精神作用を引き起こさない一方、体内に残る時間ははるかに長いので、経験の乏しいユーザーは、手っ取り早い陶酔感を求めて量を摂りすぎ、その結果過剰摂取するのである。鎮痛薬の需要が高まるにつれ、オキシコドンやヒドロコドンを含有する薬の製造会社は、オキシコンチン乱用が蔓延するホットスポットに大量の製品を出荷し始めた。アメリカでオピオイド需要が高まっていることに気づいたメキシコの麻薬カルテルは、安いヘロインを大量に生産してアメリカに送るようになった。

オピオイド問題の規模が拡大していくなか、連邦政府当局や、米国医師会などの専門家団体は、この流れを食い止める努力をほとんど何もしなかった。疼痛治療の専門家による、患者や市民を護るための良識ある提言も、無視されるか、あるいは反論された。そうした提言の一つは、依存性が最も高い可能性があるオキシコンチンのような薬を処方する医師に、数時間の必須講習の受講を義務付けるというものだった。

二〇〇一年、FDAは、ブプレノルフィンという新しい依存症治療薬を使いたい医師に、短時間の研修を義務付けるという規定を導入していた。疼痛治療の専門医、ナサニエル・ポール・カッツは、依存症の治療薬を処方するためには研修が必要であるにもかかわらず、依存症につながる可能性のある薬を処方するにはDEAの許可を得るための簡単な書類に記入するだけでいい、というのはおかしいと考えた。FDAのアドバイザーだったカッツは何年も前から、この最も強力な麻薬鎮痛薬を処方するための必須研修を義務付けるよう働きかけていたのである。だがＦＤＡの職員はこの提言を取り上げず、アメリカ医師会は、医師に不都合であるとして強硬に反対した。

この混乱のさなか、パーデュー社とその幹部は、自分たちは何一つ悪いことはしていないし、社のとった行動は常に、疼痛患者を助けるというたった一つの目的のためのものだった、と主張し続けた。だがそんな見え透いた言い訳は、間もなく通用しなくなろうとしていたのである。

二〇〇二年一二月に最初の召喚状をパーデュー社に送ってから、リック・マウントキャッスルとランディ・ラムザイヤーは、連邦検事や捜査官のチームとともに四年をかけて、何千通にものぼるパーデュー社の社内Ｅメールや議事録その他の書類をコツコツと読んだ。また元パーデュー社の販売員、マーケティング担当幹部、研究員、医療部門の職員、科学者らを多数召喚し、アビングドンの裁判所に集まった連邦大陪審の前で宣誓証言もさせた。オキシコンチンを患者に処方した医師や、その処方箋通りに薬を出した薬剤師たちは、大陪審員に、パーデュー社の販売員が彼らに言ったことは虚偽であったと説明した。現職のＦＤＡ局員もまた、パーデュー社が彼らに言ったこと、ずっと隠し通していたことについて証言した。

インディアナ州在住の医師、ステファン・Ｌ・ベーカーは、あるパーデュー社の販売員が、オキシコンチンは長時間作用型の薬であるためパーコセットのような薬よりも安全だし、パーコセットは依存症患者が注射すれば脳卒中や心臓発作を起こすと言った、と大陪審に説明した。インディアナ州の別の医師は、パーデュー社の販売員に、患者の治療の役に立っている他の薬から「効果がより明確で依存性が低い」オキシコンチンに切り替えるよう勧められたと証言した。彼はまた二〇〇〇年六月にその販売員から、オキシコンチンのような強力なオピオイドで患者が依存症になる確率は一パーセント以下であると主張する書簡を受け取っていた。それはデヴィッド・ハドックスが好んで引用したのと同じ、根拠のない数字だった。

非公開で行われたある大陪審審議中、オキシコンチンの乱用問題が最も早く勃発した場所の一つであるバージニア州テイズウェル郡を担当していた元パーデュー社の販売員、マーク・ロスは、その地区の診療所の待合室が、明らかに薬物目当ての薬物常習者で一杯であるということを上司に繰り返し警告した、と証言した。パーデュー社の上司は彼に、彼は薬を売るために雇われているのであって、医師が不法に薬を販売しているかどうかを判断するのは彼の仕事ではない、と言った。

二〇〇一年半ばにDEAによって閉鎖されたサウスカロライナ州マートル・ビーチの疼痛クリニックを担当していたパーデュー社の営業部員も召喚された。パーデュー社は一時、その地域でのオキシコンチン処方の急増を、地域住民の高齢化のせいにしようとした。だが営業部員は証言の中で、彼らがずっと以前から、そのクリニックはピル・ミルではないかと疑っており、オーナー医師であるデヴィッド・M・ウッドワードが州当局によって医師免許を取り消されたことも知っていたと認めた。それでもパーデュー社の地域担当責任者は、クリニックに雇われた医師たちに薬の処方を指示していたウッドワードに、パーデュー社のために有償で講演を行うための研修を受けるよう勧めたのである。

ある営業部員の証言によれば、別の医師は、自分が講演することになっていたパーデュー社出資による会議にウッドワードが登壇することを知ると、登壇を拒み、ウッドワードのことを、患者とのセックスと引き換えに薬を出す「社会病質者」であると言った。DEAがクリニックを閉鎖した二年後、ウッドワードは一五年の実刑判決を受けた。

ラムザイヤーとマウントキャッスルが率いるチームは、断固たる目的に向かってオキシコンチン事件に取り組んだ。一時期、ラムザイヤーはがんと診断されて治療のため捜査を中断したが、その後復帰した。取り調べには膨大な労力が必要とされ、司法省は、バージニア州の検察官らにアビングドン裁判所での他の裁判事件を代行させなければならなかった――連邦政府の弁護士はオキシコンチンの捜査で手一杯だったからである。

代行の命を受けた一人であるデニス・リーは、二〇〇〇年にパーデュー社の幹部と会い、オキシコンチンがテイズウェル郡に引き起こしている惨状について警告した検察官だった。リーは知らなかったが、その会合は、パーデュー社の営業部員がマーク・ロスに、テイズウェル郡の医師が薬物目当ての麻薬常習者にオキシコンチンを処方しているらしき兆候を無視するよう指示したのとほぼ同時期に起こっていた。

命令によって提出されたパーデュー社の書類を詳細に調べていた連邦検事らはまた、オキシコンチンの販売にとっての最大の障壁――医師がオキシコンチンの依存性について抱いている懸念――を克服するために、いかにしてパーデュー社がデータを偽って伝えたかについても明らかにした。

たとえば、オキシコンチンは従来の麻薬と比べて患者の血中濃度が安定しているため同じような急激なハイを引き起こさない、と医師を説得するために販売員が使ったグラフである。FDAがパーデュー社に、そのデータはでっち上げだと指摘していたにもかかわらず、パーデュー社はそれを使うように販売員を教育した。

パーデュー社が規制当局に対して隠匿した情報があったこともわかった。その一部は、パーデュー社が最初にオキシコンチンの販売を始めた際にFDAがパーデュー社に許可した商品の説明、つまり、一日最大で六〇ミリグラム――比較的低用量――を摂取していた患者が急に使用を止めても、オピオイドの離脱症状に伴う不安や不快感は起こらない、という主張に関連するものだった。パーデュー社の販売員はこの宣伝文句を、オキシコンチンは患者に深刻な依存症を引き起こすのではないかという医師の懸念を和らげるもう一つの材料として使っていた。

FDAがこの主張を許可したのは、パーデュー社が出資した研究で、そういう患者が「明らかな離脱症状を示さない」という結果が報告されたことに基づいていた。だが検察官たちの調査によって、パーデュー社が二〇〇〇年までに、低用量を使用した後で深刻な離脱症状を経験している患者たちからの電話を受け取るようになっていたことがわかった。間もなくパーデュー社の職員たちの間で、この研究の結果が不正確であった場合に必要な「危機管理」についてのEメールが行き交うようになった。

二〇〇一年、パーデュー社の研究員はこの研究の基礎資料を調べ、患者の二五パーセントが離脱症状にあたると思われる症状を示したと結論した。その後、パーデュー社の医療部門は、医師から電話がかかってくると、離脱症状を防ぐため、オキシコンチンは徐々に用量を減らす必要があると伝えるようになった。だが検察は、不正確な研究結果を医師に示すことを販売員に許可する、パーデュー社上級幹部のお墨付きらしいEメールを見つけた。

規制関連業務の最高幹部が二〇〇三年に書いた一通のEメールは、マイケル・フリードマン、ハワード・ユデル、ポール・ゴールデンハイムがその決定を承認したことを示していた。「ハワード、マイケル、ポールは、我々の販売員が次に挙げる二つの論文を、あまり目立たないように頒布することに同意している」とそのEメールには書かれていたのである。「論文については強調はせずに残して帰ること。学術会議や展示ブースなどで配布することはせず、適切な方法で個々の医師に渡すこと」

一方、別の社内メールは、医療部門の職員の一部が、パーデュー社からFDAに離脱症状の問題について知らせるべきであると考え、「当局機関御中：我々はもはや、一日二〇～六〇ミリグラムの治療を突然中止しても離脱症状が起きる危険性はないとは考えません」と伝えるべきではないか、と幹部に尋ねていた。パーデュー社の研究員の一人は「用量を徐々に減らしていく、という方が、医療的な提言としては確実であると思います」と書き、さらに「追記：我々の研究報告の一つが誤っていることがわかったならば、誤りを正し、修正した報告書を提出することが優先されるべきです」と付け加えていた。これについてFDAの局員は、そうした報告書はついぞ受け取らなかった、と大陪審に証言している。

捜査中、検察は、パーデュー社の最高幹部たちが、本人たちが言った時期よりもずっと早くからオキシコンチン乱用の広がりについて知っていたことを示すEメールも見つけた。そして、パーデュー社の法務部でハワード・ユデルの配下にいたことがあり、目撃証言ができる元社員がいることを耳にした。

その女性、モーリーン・サラのことを検察が聞いたのは、サラの弁護士で商品損害賠償責任訴訟が専門のポール・ハンリーからだった。ニューヨークを拠点とするハンリーと彼のパートナーは、二〇〇五年までに、パーデュー社を相手取った多数の裁判を手掛けていた。交通事故で背中を痛めた後にオキシコンチンの依存症となったサラも、ハンリーたちの依頼人の一人だった。

ハンリーとの面談中、サラは、ユデルやその他のパーデュー社幹部にとっては法的に命取りとなりかねないある逸話をハンリーに話した。

一九九〇年代にユデルの下で働いていた頃、ユデルに、インターネットで麻薬常習者が集まるチャットルームを探し、彼らがオキシコンチンの話をしているかどうかを調べるよう言われたというのである。そうしたチャットルームは、オキシコンチンを砕いて乱用するのは実に簡単だった、と言う人々で溢れていた。そのことを報告するとユデルは、調査を続けて報告書を書くようにサラに指示した。ところが報告書を提出すると、ユデルはそれを処分するようサラに命じたのだった。

サラはお世辞にも理想的な証人とは言えなかった。オキシコンチンの依存症であっただけでなく、パーデュー社をクビになっており、ユデルとやり取りしたというEメールも一切手元に残ってはいなかったのだ。それでも、ハンリーはバージニア州の検察官たちと連絡を取り、ランディ・ラムザイヤーは、サラと一緒にアビングドンに来てサラに陪審員の前で証言させるよう提案した。

その計画は惨憺たる結果に終わった。予定された証言の前夜、サラは離脱症状を起こし、翌朝ハンリーは、アビングドンの病院の緊急治療室にいるサラを見つけた。サラは鎮痛薬をくれと医師に懇願するためにその病院に行ったのだった。サラの大陪審証言はキャンセルされ、ハンリーは時間の無駄だったと思いながらニューヨークに戻った。

だが検察の捜査報告書の中には、サラの話の一部を裏付けるEメールが引用されていた。

たとえば、一九九九年六月にサラがユデルに送ったEメールには、インターネットを検索したところ「パーデュー社の製品、中でもオキシコンチンの誤用と乱用について話している人が多数いた」と書かれていた。その一か月後にもサラは、オハイオ州の薬物違法流用捜査官、ジョン・バークからパーデュー社に送られてきたEメールをユデルに転送していた。「オハイオ州で薬物を求めて医者を渡り歩く人々の間では、オキシコンチンの乱用が引き続き増加しています。一過性のものかと思いましたが、これは紛れもない傾向のようです」

検察の捜査報告書には、パーデュー社を相手取った訴訟におけるサラの宣誓供述書も挙げられていた。サラは、一九九九年秋にユデルにEメールを送り、オキシコンチンの一六〇ミリグラム錠――その時点で販売されていた一錠あたりの最大用量の二倍――を発売するというパーデュー社の計画は悲惨な結果を招きかねないと警告した、と証言していた。「八〇ミリグラムでも人が死んでいるんです。どうしてわざわざ一六〇ミリグラムを発売するのでしょう」――サラのEメールにはそう書かれていた。Eメールを受け取ったユデルは激怒し、「何のつもりだ？　こんなことが表沙汰になれば我々は終わりだぞ」という意味のことを言った。それから彼は、Eメールをすべて回収して破棄するように命じた、とサラは証言している。

司法省が製薬会社に対して法的措置を取るのは珍しいことではない。一九九〇年代後半以降、連邦検察は製薬会社をしばしば告訴するようになり、その大半は、薬の効能についての虚偽広告、あるいは医師に薬の「適応外使用」――FDAが承認した以外の疾患の治療に薬を使うこと――を勧めたことに対してだった（医師は適切と思われるどんな疾患に対しても薬を使うことができるが、製薬会社はFDAが承認した目的以外で薬を宣伝することができない）。

だがマウントキャッスルとラムザイヤーは、捜査のごく初期の段階で、パーデュー社による違法行為は通常の捜査案件をはるかに超えたものであると判断した。パーデュー社は、オキシコンチンが乱用と依存症につながる可能性を偽って伝えるよう販売員を教育するという犯罪を犯した、と彼らは確信していたのだ。

彼らはまた、ユデル、フリードマン、ゴールデンハイムという三人の最高幹部がそうした企てに関与し、オキシコンチンの乱用について初めて知った時期について偽証したという結論に達した。二〇〇六年半ばに捜査が終了したとき、マウントキャッスルとラムザイヤーは、有罪判決が下れば収監されることになる、国家に対する詐欺罪を含む重罪で三人を起訴することを提言した。

二人の上司である、バージニア州西部地区連邦検事**ジョン・L・ブラウンリー**は、この強硬なやり方を支持した。政界進出の野望を持つブラウンリーは、いかにもハリウッド映画に登場しそうな、検察官然とした様子をしていた。彼は名門一族の出身で、父親「レス」・ブラウンリーはベトナム戦争帰還兵で元陸軍長官であり、ジョン・ブラウンリー本人も従軍経験があって、ルディ・ジュリアーニをはじめとする連邦検事らが辿った公選職への道を進むべく運命づけられているように見えた。

二〇〇六年よりずっと以前、パーデュー社の弁護士たちは、パーデュー社の捜査は不当である、と司法省の上級職員たちを説得しようと試みていた。たとえば二〇〇四年には、ブラウンリーと彼のチームが首都ワシントンに呼ばれ、当時米司法長官の司法次官補だったジェームズ・コーミーと面談している。だが会議室に入ってきたコーミーは一言、「どうして鶏肉屋を調べてるんだ？」と訊いた。調査の対象が、テレビコマーシャルで有名な鶏肉の生産者フランク・パーデューではなく、製薬会社パーデュー・ファーマであることを説明すると、コーミーはブラウンリーたちに調査を継続するように言った。

二〇〇六年の夏、検察はパーデュー社および三人の幹部に、調査の結果と、どんな罪で告訴するつもりであるかを知らせた。その時点でパーデュー社は選り抜きの弁護団を構成済みだった。そのメンバーには、ハワード・ユデルの弁護を担当する元マンハッタン地区の連邦検事メアリー・ジョー・ホワイト、パーデュー社を弁護する経験豊富な元連邦検事ハワード・シャピロ、そして弁護団のアドバイザーを務めるルディ・ジュリアーニが含まれていた。

弁護団は、検察の結論は間違っており、彼らは立件に都合の良い書類だけを選んでいるのであって、法廷で検証されればすぐにその論拠は破綻する、と司法省を説得しようと試みた。

たとえば二〇〇六年九月には、二日間にわたって、ブラウンリーのチームの主張を反証するため、合計八時間のプレゼンテーションを行っている。

弁護団は、数人の警察官およびFDAの最高幹部による、オキシコンチンに大きな乱用問題があることは二〇〇〇年初頭より前には知らなかったという陳述を提示した――パーデュー社幹部がその問題に気づいたと証言した時期である。弁護団はまた、パーデュー社の社内メールを検証し、その中の数通を検察に示して、それらはメーン州の連邦検事が警告書を送ったときに、幹部らが驚いたことを示している、と主張した。さらに弁護団は、パーデュー社はこの危機に対して責任感ある態度で対応し、オキシコンチンの乱用に歯止めをかけるためにできる限りのことをしたとも言い張った。

検察は、パーデュー社が意図的に議員その他の人々を欺こうとした、とほんの少しでも仄めかそうものなら、パーデュー社幹部はそれを強硬に否定するであろうことを承知していた。そして、彼らの国会での証言は、オキシコンチンの乱用についての報告を一切知らなかったという意味ではない、なぜなら麻薬にはある程度の乱用は付き物で避けようがないからである、と弁護団が主張するだろうと予測していた。そうではなくて、パーデュー社が受け取った乱用に関する報告は、幹部たちが言うところの「深刻」あるいは「異常」なレベルを超えていなかっただけだ、と弁護団は言うだろう。

だが検察は、それを反証する証拠は十分にあると確信し、二〇〇六年九月、起訴を提言する、一二〇ページに及ぶ捜査報告書をジョン・ブラウンリーに送った。捜査報告書は司法省本部職員の審理と承認に回された。

司法省では、中堅の職員はパーデュー社幹部の起訴を支持した。だが、当時ブッシュ政権に任命された者を含んでいた高位の司法省職員たちは、パーデュー社にもっと理解を示した。司法省の捜査局局長補佐、アリス・S・フィッシャーと、パーデュー社の弁護団は、ジョン・ブラウンリーや起訴を支持する職員が関与しないところで一連の話し合いを持った。次期大統領選の共和党候補と目されていたルディ・ジュリアーニもこの話し合いに加わった。

検察が大陪審に対して起訴を求めることになっていた日の二週間前にあたる一〇月一一日、司法省で、パーデュー社弁護団、アリス・フィッシャー、ジョン・ブラウンリー、その他の司法省職員らが参加して重大会議が開かれた。弁護団は、ブラウンリーのチームに対してしたのと似た内容のプレゼンテーションを行った。ただしどうやら、そのときには既に結論が出ていたらしい。司法省の幹部たちははっきりと、パーデュー社幹部を重罪に問うことは正当化できないと言った。

間もなく司法取引が始まった。合意されたのは、パーデュー社は企業として「虚偽表示」という重罪を認め、オキシコンチンは従来の鎮痛薬よりも乱用されたり依存症になったりする可能性が低いという、人を欺く宣伝を行ったことを認める、という内容だった。また合意では、幹部の三人はそれぞれ、軽罪としての「虚偽表示」罪のみを認めることになっていた。

この軽罪は異色だった——なぜならそれは、司法省が、パーデュー社に責任を持つ執行役員であるフリードマン、ユデル、ゴールデンハイムの三人に対し、部下が犯した犯罪の責任を負わせることができるということだったからだ。そのために検察が、三人が犯罪行為に加担した、あるいはそのことを知っていたという証拠を示す必要もなかった。さらに、三人には——自分は何一つ罪を犯していないと三人とも言い張ってはいたが——刑務所に送られる代わりに罰として社会奉仕活動が命じられることも合意された。

二〇〇六年一〇月の終わり、司法取引に合意の署名が行われる予定まであとほんの数時間というときになって、取引はあわや破綻しそうになった。ジョン・ブラウンリーのところに、深夜、司法長官代理ポール・マクナルティーの側近である、主任補佐官マイケル・J・エルストンから電話があったのである。エルストンは、ハワード・ユデルの弁護士メアリー・ジョー・ホワイトがもっと話し合いの時間を欲しがっているので、取引の成立を遅らせて欲しいと言った。後日ブラウンリーは、エルストンにその電話は不適切だと伝えたと証言している。

「口を出すな、と言うと彼は電話を切りました」とブラウンリーは言った。

それから数か月経った二〇〇七年の、あの晴れた五月の朝、フリードマン、ユデル、そしてゴールデンハイムは、アビングドンのマーサ・ワシントン・インからすぐの連邦裁判所に歩いて向かった。法廷に入ると、三人はそれぞれ「虚偽表示」という軽罪についてのみ有罪を認めた。それから三人は建物の地下室に連れて行かれ、写真撮影と指紋採取の後に釈放された。三人が社用機でコネチカット州に向かっている間に、ブラウンリーはロアノークで記者会見を開き、パーデュー社が、罰金および罰金刑として合計六億ドルを払って訴訟を示談にすることに同意したと発表し、また三人の幹部が有罪を認めると同時に罰金として三四五〇万ドルの支払いに同意したことを強調した。

三人が有罪を認めたということは、彼らに前科が付いたこと、それによってその後何年もの間、連邦政府と取引のある一切の製薬会社で役員の職には就けないということを意味していた。だがブラウンリーの記者会見が終わって数分後には、パーデュー社の弁護士が攻撃に転じ、三人は何一つ間違ったことをしておらず、彼らが有罪を認めた罪状は、政府に、三人がその罪を犯したことを証明する義務がなかった、と異議を唱えた。

検察は、サックラー家の人間に不正行為があったとは一切言わなかった。だが捜査が行われた数年の間に、パーデュー社で働いていたサックラー家の数名が退職した。二〇〇三年にはリチャード・サックラーが社長の職を辞して役員会の共同議長となった。二〇〇七年五月には、キャシー・サックラーとジョナサン・サックラーが上級副社長の座を降り、またモーティマー・D・A・サックラーも副社長の職を放棄している。

二〇〇七年七月、アビングドンの連邦裁判所は、オキシコンチン関連の過剰摂取死で我が子を失った親たちで溢れかえった。彼らは、遠くはフロリダ州やカリフォルニア州から、裁判所が司法取引を認めるのかどうかを見届けるためにやって来たのだった。だが審理の結果はあらかじめ決まっていた——裁判長のジェームズ・P・ジョーンズは、思いもよらない新しい情報が登場しない限り、取引を承認することになっていたのだ。

自分たちの体験を聞くことで裁判官の気が変わり、パーデュー社幹部の三人を刑務所送りにしてくれることを願いながら、親たちは一人またひとりと立ち上がって、自分の息子や娘がオキシコンチンの過剰摂取で死んだことがわかってからの、想像を絶する悲しみについて語った。直接三人に向かって話しかけた者もいた。

「この現代の疫病の責任はあなたたちにあるのよ」と母親の一人が言った。「子どもたちが毎日死んでいるんです」

「あんたたちは不法な薬物のディーラーだよ」と別の一人が言った。「ただの麻薬カルテル株式会社だ。あんたたちがこの薬を作り、宣伝し、強要し、嘘をつき、元ニューヨーク市長に弁護までさせたんだ。あんたたちは我々の未来を殺し、今も殺し続けてる。俺の息子やたくさんの子どもたちを殺し、今こうしている間にも殺し続けてるんだ」

一人の女性が立ち上がり、小さな瓶を掲げて見せた。その瓶には息子の遺灰が入っている、と彼女は法廷に告げた。「司法取引を却下してください」。女性はジョーンズ裁判長に懇願した。「あの人たちにはお金なんて痛くも痒くもないんです。犯した罪に見合う罰を与えてください」

　ランディ・ラムザイヤーはジョーンズ裁判長に、司法省としては、この司法取引は公平なものだと考える、と言った。なぜならそれは製薬業界の重役たちに、彼らが責任を問われることになるのだというメッセージを送ることになるからだった。「私の知る限り、製薬企業の執行役員がこのような行為に対して法的責任を問われた前例は一切ありません」とラムザイヤーは言った。「これは前代未聞のことであり、製薬業界の幹部社員たちに、彼らが扱う製品は公共の安全を脅かす可能性が非常に高いのであるから、彼らには高い行動基準が求められる、ということを再確認させるでしょう」

　しかしラムザイヤーは、パーデュー社幹部を起訴するための努力が実らなかったことに立腹していたらしく、彼らに対して一言言わずにはいられなかった。

「パーデュー社の弁護士は証言台に立って、パーデュー社は自分たちが犯した罪を申し訳なく思っていると言ったらどうですか。被告の弁護士は証言台に立って、高い倫理基準をもって公共の安全を守ってくれるものとの信頼を裏切って申し訳ないと言ったらどうなんですか。そんなことは起こりっこないということは、ここにいる誰もが知っています。私が証言を終えたら、パーデュー社はすぐに次の広報キャンペーンを始めるでしょう。彼らは有罪を認めた罪を最小限のものにしようとするでしょう。良いこともたくさんしていると言い張るでしょう。疼痛管理を大事にしているのは自分たちだけだとね。いわゆる『乱用と違法流用を阻止するための並々ならぬ努力』について語るでしょう。それがこの訴訟に関係しているからではなく、単なるイメージ作りのためですよ」

ラムザイヤーが発言を終えると、パーデュー社の弁護団は、彼らが犯した罪は社内に言うことを聞かない販売員が何人かいた結果だとし、フリードマン、ユデル、ゴールデンハイムの三人は図らずもその犠牲になったのであると言った。「違法行為を犯し、それを許容する、あるいは人に危害を与えたりそれを許したりするというのは、ユデル氏の生き方とは正反対です」とメアリー・ジョー・ホワイトは言った。「彼は高潔で、徹頭徹尾倫理的な方であり、高い行動基準を持っています」

二〇〇四年にパーデュー社を辞めていたポール・ゴールデンハイムの弁護士も、同様の主張を展開した。「ゴールデンハイム先生は苦しんでおられます。この訴訟が始まって以来ずっと苦しんでおられる。というのも彼は、自分のしたことで人が苦しむのを容認できるような人間とは程遠いからです」と彼の弁護士アンドリュー・グッドは言った。

長い審理が終わりに近づき、ジョーンズ裁判長が口を開いた。被告の三人を刑務所に送る力が自分にはないことが遺憾であるが、自分は司法取引の内容に従わざるを得ない、とよく響く声で彼は言った。パーデュー社の三人には、三年間の謹慎と、薬物乱用または薬物依存症の治療プログラムでの、四〇〇時間の奉仕活動が命じられた。

審理の出席者が裁判所から出たのはまだ日が落ちる前だった。少数の人々が即興の集会を開き、死んだ子どもたちの写真を貼ったポスターを掲げた。アート・ヴァン・ズィーは審理を傍聴したかったが、患者の診察で手一杯だった。だがシスター・ベスは、ペニントン・ギャップから一二〇キロを車で飛ばして参加した。法廷の外に立つデーヴィスの胸の内には、満足感と無念さが入り混じっていた。

「望んだ通りの結果にはならなかったけど、少なくとも、彼らが全面的に逃げ切ったわけでもありませんから」とデーヴィスは言った。

数週間後、ジョン・ブラウンリーは、ワシントンDCでの議会の委員会に喚ばれ、ペンシルバニア州選出のベテラン上院議員アーレン・スペクターによる、パーデュー社との合意内容についての質問に答えた。元ペンシルバニア州の地方検事だったスペクターは、この裁判で出た判決は矛盾していると思い、当惑していた。パーデュー社という企業が重罪を犯したのならば、その幹部が実刑を受けなかったのはなぜなのか？

「企業というものは勝手に行動するわけじゃない。企業というのは無生物だ。人間が動かすんだよ」とスペクターはブラウンリーに言った。「その人間が誰であるかがわからなかったということかね？」

「企業体にまつわる証拠と特定の人物にまつわる証拠を検討したところ、その二つは異なった結果になった、と言ってよいと思います」とブラウンリーは答えた。「ご存知の通り、企業はその構成員の行動に対して刑事責任を負うことがあります」

司法取引に批判的だったスペクターはブラウンリーの言葉を遮り、罪状の矛盾点についてさらに追求した。「完全にずれているよ」と彼は言った。

「欺こうという意図があったという根拠があるのか、ないのか、どっちなんですか。その意図があったとする根拠があるならば、それは君をそういう結論に導くような行動を人間がとったからではないのかね。だとするならば、どうしてその人間は実刑が下されるべき不正行為を行っていないという結論になるのか私にはわからんね」

ブラウンリーとスペクターはこの件について数分間堂堂巡りをし、それからブラウンリーが言った。「この事件では、司法省の検察官と捜査官が証拠を精査しており、彼らの判断するところによって——私もそれに同意しますが——、この事件の証拠に基づき、パーデュー社には重罪、幹部には厳格責任軽犯罪を科すのが適切な判決とされたのであります」

質疑の間、スペクターはまたブラウンリーに、パーデュー社の捜査中に集めた証拠は、パーデュー社幹部により重い罪を負わせる裏付けとなり得たかと尋ねた。それに答えてブラウンリーは、この裁判の決着に従って、自分は公表された情報についてしか述べることができないと言った。政府による捜査中に集められたそれ以外の証拠を開示することは、連邦法によって禁じられているためだ。

そうした証拠の多くは、検察官たちが二〇〇六年九月にブラウンリーに提出した一二〇ページの捜査報告書に含まれていた。捜査報告書にはまた、連邦捜査官たちが四年をかけて行ったパーデュー社内の捜査の詳細な手順が綴られていた。訴訟が示談に終わると、捜査報告書とそこに含まれる証拠は封印され、忘れられた。数年後、ようやく日の目を見た捜査報告書には、オキシコンチン危機が広がるとともにパーデュー社の社員の間で交わされた数十通のEメールが含まれていた。その中には、社の幹部からサックラー家に送られたものもあった。

もしも司法省がパーデュー社とその幹部を裁判にかけていたらどうなっていたか、正確にはわかりようがない。だが、この事件の勝者と敗者は変わらなかっただろうということだけは明らかである。

重要なのは、裁判になれば、検察官たちが苦労して集めた証拠が公の目に晒されたということである。アビングドンの裁判所で裁判が開かれれば、証人が証言し、パーデュー社の社内書類が証拠として記録されただろう。パーデュー社の弁護団がいかなる反論を行おうと、パーデュー社の行動には、衝撃的であると同時に真実を照らし出す、明るい光が当てられたことだろう。その光は、オピオイド危機の発端を明らかにし、おそらくはその展開に影響を与えて、間もなく失われることになった数千人の生命を救ったかもしれない。

ELEVEN
偽りの帝国

二〇一八年。その二〇年前にオキシコンチンで始まったオピオイド危機は、とうとう全国的な注目を集めることになった。処方鎮痛薬の過剰摂取によって死亡したアメリカ人は二五万人を超え、アメリカ全土の緊急治療室では連日一〇〇〇人が、処方鎮痛薬の乱用または誤用によって手当てを受けた。麻薬鎮痛薬の処方とそれに伴う過剰摂取は少しずつ減少を始めてはいたものの、フェンタニルの偽造品が出回り、全体としての過剰摂取死を急増させていた。

ドナルド・J・トランプ大統領は、その死亡者数を挙げ、**正式にオピオイド危機を国家的緊急事態と宣言した**。二〇一八年初頭、彼は依存症治療の強化とオピオイドの医療利用の縮小を含む対応策を発表した。と同時に、麻薬の売人に対して、死刑を含めたより厳しい対応を取ることを求めた。提案されたオピオイド危機対策の資金をトランプ政権がどうやって調達するつもりかは明らかでなかったが、専門家は、まだ食い止めることができたうちにオピオイドの蔓延を防ぐことに政府は失敗したと認めた。「我々は先手を打つことができなかった。誰も先手を打つことができなかったのです」――トランプ大統領がFDAの局長に任命したスコット・ゴットリーブはそう言った。

マスコミはオピオイド危機の「顔」にサックラー一族を選んだ。

二〇一七年、雑誌『エスクァイア』と『ニューヨーカー』はともに、レイモンド・サックラーとモーティマー・サックラーを、オキシコンチンの販売で数十億ドルを手にし、公共衛生上の大惨事への扉を開いた大物経営者として描く長文記事を掲載した。このタイミングで二つの記事が掲載されたことにより、『ニューヨーク・タイムズ』紙は、サックラー一族あるいは一族が運営する財団から資金を受け取った、世界中の二一の美術館や公共施設に対し、サックラー家と悪名高い鎮痛薬との関係に鑑みて、受け取った金を返却するつもりはあるかどうかを尋ねるアンケートを行った。誰一人として返却するつもりはなかった。

同じく二〇一七年、サックラー兄弟で唯一生存していたレイモンド・サックラーが九七歳で死んだ。マスコミの関心の高まりを受け、レイモンドとモーティマーの成人した子どもたちのうちパーデュー社に勤めたことのある者は、サックラー家の伝家の宝刀である沈黙の壁の背後に身を隠した。ただし、アーサー・サックラーの娘で、美術史家であり、ニューヨークにあるブルックリン美術館の理事でもあるエリザベスは、父親が精神安定剤バリアムなどの販売によって手にし、自分が相続した遺産と、叔父たちとその一族がオキシコンチンから得た巨額の富との間に距離を置こうと懸命だった。

美術館とサックラー家の財産の関係について執筆中の、ある記者に宛てた声明の中でエリザベスは、オキシコンチンの販売に一〇年先立つ一九八七年に彼女の父親が亡くなると、父親が持っていたパーデュー・フレデリック社の株を叔父たちが買い取ったことを指摘した。二〇一七年の時点でオキシコンチンの売り上げは三一〇億ドルを上回っていたが、サックラー一族の中でも彼女の家族は、オキシコンチンの販売からは一銭たりとも受け取っておらず、「オピオイドの蔓延は国家的な危機であり、パーデュー・ファーマが果たした役割には嫌悪を覚えます」とエリザベスは言った。

連邦検事官ランディ・ラムザイヤーは、パーデュー社幹部が有罪を認めたことが他企業の役員たちの行動に影響を与えるものと思っていたが、そうではなかった。

アメリカ最大手の処方薬卸売会社、マッケソン、カーディナル、アメリソース・バーゲンの三社が、二〇〇七年から二〇一二年の間に、オキシコドンまたはハイドロコドンを含有する鎮痛剤七億八〇〇〇万錠を、すでにオピオイド依存症が蔓延しているウェストバージニア州に出荷したことを、同州のある新聞は報じている。それは、ウェストバージニア州に住む老若男女全員に、一人四三三錠ずつ行き渡る量である。

これと同じ五年間に、ウェストバージニア州では一七〇〇人以上が処方されたオピオイドの過剰摂取で死亡している。その一方で、ワシントン・ポスト紙によれば、オピオイドの蔓延が深刻さを増すなか、製薬業界のロビイストたちは二〇一六年に、オピオイドの違法頒布が疑われる医師や薬局への鎮痛薬の出荷を、DEAが阻止しにくくする法律を制定させることに成功した。

検察官は担当する事件に恋をする、とよく言われる。そして、上司が検察官の提言に変更を加えたり却下したりするのは異例である。だが、司法省がパーデュー社の幹部に重罪を科さなかった結果、この政府による訴訟において、最も重要な問いへの答えは明らかにならず仕舞いだった。その問いとは、パーデュー社がオキシコンチンの乱用について最初に知ったのはいつのことで、パーデュー社の幹部はそれに対して何をしたのか？というものだ。

マイケル・フリードマン、ハワード・ユデル、ポール・ゴールデンハイムの三人は、有罪を認める前もその後も、この問題について知ったのは二〇〇〇年初頭だったと言って譲らなかった。その後何年も経ってから、パーデュー社の広報担当は、起訴に関する検察の提言について意見を訊かれると、二〇〇七年にジョン・ブラウンリーが上院議会で証言した際の、幹部に対する厳格責任違反という判断は「適切」であるという発言を挙げた。

だが、パーデュー社の捜査に関わった政府の検察官と捜査官には、これとは大きく異なる見解があった。彼らは、パーデュー社の原罪を明らかにしたと確信していたのだ――それはあまりにも衝撃的かつ悲痛なもので、パーデュー社がついたことを認めたいかなる嘘をも凌駕していた。オキシコンチンによる惨事は、絶対に起きずに済んだはずだった、と検察は信じていた。なぜならパーデュー社は、メーン州の司法長官による警告書発布の三年前にあたる一九九七年にはすでに、その「特効薬」が乱用されていることを知っていたのだから。それなのに彼らは、医師、患者、そして一般大衆に対して何ら警告しなかったのである。

「パーデュー社はオキシコンチンを、他のオピオイドよりも依存性が低く、乱用されにくく、かつ違法流用もされにくい薬として販売していたが、早くも一九九七年の時点で彼らには、医療従事者やマスコミから、オキシコンチンの乱用や流用が広がっていることを示す報告が届いていた」と、二〇〇六年の捜査報告書に検察官は書いている。

検察官が正しいならば、パーデュー社が早い段階で警鐘を鳴らすことは難しくなかったはずだ。パーデュー社幹部はそうした情報を規制当局や立法府と共有し、必要な対策をともに決定すればよかったのである。そうすれば、後年、パーデュー社は惨事を防いだとして称賛されこそすれ、その原因となったと非難されることはなかっただろう。サックラー家の資産の出どころに疑念を持つ者も、権威ある美術館がサックラー家の寄付金を受け取るべきか否かを問う者もいなかったはずだ。

だが、正直に振る舞えばそれには代償がついてくる。仮にＦＤＡの監視官や国会議員が早い段階でオキシコンチンの乱用について知っていたら、パーデュー社は、大々的な販促キャンペーンが始まろうとしているまさにそのときに、オキシコンチンにだけ許されたラベル表記――パーデュー社幹部が「何よりの販売ツール」と喜んだ謳い文句――を失う危険があった。その宣伝文句がなければ、医師はオキシコンチンに対して、他の麻薬と同様の警戒心を抱き、数十億ドルという利益には繋がらなかっただろう。オキシコンチンは、レイモンド・サックラーが言ったように、パーデュー社が「月に手を届かせる」手段には決してならなかったはずだ。

検察が自分たちの主張を立証するために掘り起こした証拠はすべて、二〇〇六年にジョン・ブラウンリーに提出した捜査報告書に含まれていた。そしてそれらの証拠の多くは、司法省の最高幹部が起訴を拒むとともに、再び闇に葬られた。捜査報告書には、オキシコンチンとその前身であるMSコンチンの初期の乱用について、パーデュー社が知っていたと検察が確信することの詳細と、社の幹部が国会の証人喚問やその他の場面で行った証言がいかに偽りであったかが記されていた。そこにはこう書かれている。

被疑者らが、国会および販売員たちに真実を――少なくとも一九九七年から一九九八年にはすでに、MSコンチンとオキシコンチンのいずれも広く乱用および流用が行われていたことをパーデュー社は知っており、それにもかかわらずオキシコンチンを、依存性・乱用および流用の危険性が低いものとして販売を継続していたという事実を――伝えていたならば、彼らの販売員は医療関係者の信頼を一切失い、パーデュー社の行動は規制当局および国会によってはるかに厳しい監視の対象となっていたことだろう。

捜査報告書には、数十に及ぶ社内Eメール、議事録、その他検察の主張を裏付けるさまざまな書類が引用されていた。まず、MSコンチンの誤用についてパーデュー社がどの程度知っていたかということだが、誤用はパーデュー社幹部が言ったように「チラホラと」ほんの数件起きた、では済まない規模だった、と検察は確信していた。そして社内Eメールによれば、パーデュー社は一九九六年までに、麻薬常習者が徐放性製剤であるMSコンチンの錠剤からモルヒネを抽出して注射する方法を発見したということを知っていたのである。

たとえば、一九九六年五月には、リチャード・サックラーとハワード・ユデルの元に、『徐放性製剤からのモルヒネ抽出』と題された、MSコンチン乱用に関する学術論文が送られていた。また同年八月には、MSコンチンの乱用について調査するよう任命されたパーデュー社の研究員が、サックラー、ユデル、マイケル・フリードマン、ポール・ゴールデンハイム、さらにレイモンドとモーティマーを含むサックラー家の他のメンバーに宛てて、調査結果をEメールで送っていたことがパーデュー社の記録でわかった。

「インターネット上に存在する闇ドラッグカルチャーの世界で、MSコンチンが数回言及されていました」とその研究員はメールに書いている。「ほとんどの場合、MSコンチンの名前はモルヒネの入手先という文脈の中で使われていました」。彼はまた、学術出版物の中に「オーストラリアで乱用されるモルヒネの出どころとしてMSコンチンが言及されている」ものがあった、とも書いていた。

翌年、ポール・ゴールデンハイムは、あるアメリカの医学雑誌に掲載された、「モルヒネはMSコンチンから容易に抽出され、乱用されている」と書かれた論文の写しを受け取っている。また、同じく一九九七年のEメールでは、パーデュー社の医務部長ロバート・カイコが幹部に宛てて、ニュージーランドの麻薬常習者の間ではMSコンチンが「最も一般的なモルヒネの入手先」であると報告していた。その年、パーデュー社幹部は、ドイツの薬物規制機関に、ドイツにおけるオキシコンチンの販売に対する規制をより緩やかなものにするよう求めるかどうか検討していたが、カイコはそのEメールの中で、パーデュー社にはオキシコンチンの乱用に関するデータがないのでそれを要求するのは難しいだろうと指摘した。「我々には、流用や乱用は起こっていないと結論できるような、発売後の乱用を監視するシステムとデータベースがありません」と彼は書いている。

一九九八年、『カナダ医師会雑誌』が、独自の研究論文と、麻薬常習者はパーデュー社の最新の徐放剤オキシコンチンも手に入れようとするだろうと警告する論説を一緒に掲載する頃には、パーデュー社は問題をよりよく把握していた。その年の三月、ハワード・ユデルは「MSコンチンの乱用」と題した法的覚書を書き、サックラー一族の中でパーデュー社の経営に関与している者にそれを送った。その覚書の中で彼は、『カナダ医師会雑誌』の論文とほぼ同時期にカナダの新聞に掲載されたいくつかの記事について言及している。その中の一つ、『オタワ・シチズン』紙の記事中の、「モルヒネ六〇ミリグラムを含む処方鎮痛薬MSコンチン——俗に『パープル・ピーラー』と呼ばれる——三〇錠は、薬局で買えば五八ドルだが、闇市場では一〇五〇ドル、一錠あたり三五ドルで売れる」という文章に、彼はハイライトを引いていた。また、これとほぼ同一の記事が、カナダの別の新聞『バンクーバー・サン』紙の第一面にも掲載されたことも書かれていた。

連邦捜査官が見つけた一通のEメールは、その頃にはパーデュー社の幹部たちがオキシコンチンの乱用についても知っていたということを示していた。それは一九九七年の秋に、パーデュー社のマーケティング部長マーク・アルフォンソが書き、マイケル・フリードマンその他の役員に送ったものである。その中でアルフォンソは、インターネット上の、麻薬常習者がよく訪れるウェブサイトやチャットルームで、オキシコンチンの名前が出てきている、と報告している。

「インターネットのトラフィックを監視するのは一人が一日かかりきりになる仕事です。三人でチャットルームを見に行くようにしています。さらに、特に人気のあるチャットルームには、最低月に一度は販売員の一人がアクセスするというプロジェクトを立ち上げました」

と彼は書いている。

パーデュー社幹部は、オキシコンチンとMSコンチンの乱用に関するこうした情報に基づいて、その頃に販売を一旦中止すべきだったのだ、と検察は考えた。だがパーデュー社はそうしなかったし、その二つの徐放性製剤の弱点についてわかったことを、医師、それどころか自社の販売員たちにさえ告げる気は毛頭なかったようだ。たとえばパーデュー社は、カナダ医師会雑誌に掲載された論文とそれが意味するところをFDAの職員に警告しなかったばかりか、パーデュー社の販売員は、一九九三年にダニエル・ブルックオフ博士によって書かれた、麻薬常習者はオキシコンチンのような徐放薬には興味がないとする論文を相変わらず配布し続けていたのである。

メーン州で警告書が送られた前年の一九九九年、パーデュー社には、オキシコンチンの乱用について次から次へと情報が届けられていたということを検察は突き止めた。その年の一月、ハワード・ユデルは同僚の幹部社員に宛てたEメールの中で、「我が社のオピオイド製品の乱用についてインターネット上で言及されていることがわかった」と警告している。同じく一月、オハイオ州のある販売員は医師訪問記録に、医師の一人が「最新のオキシコンチンの闇値のことばかり話したがった」と書いている。

一九九九年も半ばになる頃には、パーデュー社の本社に届くそうした報告の数はますます増えた。たとえば一九九九年八月の二週間の間にパーデュー社の幹部には、ペンシルバニア州のある医師が、患者がオキシコンチンを加工しているのを知って処方をやめたこと、コネチカット州の男性がオキシコンチンを不法購入しようとして逮捕されたこと、マサチューセッツ州の男性が警察に、オキシコンチンは「吸い込む」方がよく効くので錠剤は砕いて使う方が好きだと言ったこと、メリーランド州のある薬局が武器を持った強盗にオキシコンチンを盗まれたこと、が報告されている。パーデュー社幹部はまたその頃に、フロリダ州のある看護師が、間もなく発表しようとしている記事の中でオキシコンチンを「乱用薬物」と呼んでいるということを知った、と連邦捜査官が引証したEメールは明らかにしている。

同じく八月、フロリダ州検事総長による短い捜査の間に尋問された唯一のパーデュー社員、ウィリアム・ゲルゲイは、彼の担当地区の医師の一人で「大のオキシコンチン処方好き」だった人物が、患者の一部がオキシコンチンを加工して逮捕されたことを知ってすべてのオピオイドの処方をやめた、と上司に報告した。そして、パーデュー社の販売員キンバリー・キースが、バージニア州リー郡におけるオキシコンチン乱用についての医師訪問記録を提出したのも、ペンシルバニア州西部のカンブリア郡がオキシコンチンに関する警告を発布したことをパーデュー社幹部が知ったのも、やはりこの頃だったのである。

捜査官が発見した記録によれば、モーリーン・サラが、インターネットのチャットルームでオキシコンチンの乱用が話題になっていることを書いたEメールをハワード・ユデルに送って間もない同年九月、フリードマン、ユデル、ゴールデンハイムの三人は、パーデュー社の社員の一人からもまた同様に、オキシコンチンを鼻から吸うことがチャットルームで話題になっている旨が書かれた二通のEメールを受け取っている。

それでもパーデュー社は何もせず、販売員の多くはどうやら、オキシコンチンの乱用がどれほど蔓延しているかをついぞ知らなかったようだ。検察は報告書の中で、一九九九年にパーデュー社の地域担当マネージャーから、バージニア州南西地区とウェストバージニア州――オキシコンチンの乱用が爆発的に増えていた地域――の販売員に送られた、医師の懸念への対応の仕方を手引きするメモを引用している。そこにはこう書かれていた。

二万人以上の患者を対象とし、疼痛治療にオピオイドを使っても医原性の依存症を発症する患者は一パーセント以下であることを示した論文を提示しましょう。医師が「患者がオキシコンチンを砕いて注射している」と言ったら、「腕に注射針の跡をつけてくる患者は何人いますか?」と訊きます。医師がゼロと答えたら、それなら問題はないですね、と言います。そういう患者が何人かいると医師が答えたら、依存症の専門家を紹介すべきだと言いましょう。「砕いたオキシコンチンを鼻から吸っている人が逮捕されている」と医師が言ったら、「素晴らしい、警察はしっかり仕事をしていますね。あなたの患者があなたのクリニックの外でオキシコンチンに手を加えても、それはあなたの責任ではありませんよ」と言いましょう。

そのメモが送られたのとちょうど同じ頃、別の新聞『ザ・フロリダ・タイムス＝ユニオン』が、フロリダ州ジャクソンビルでオキシコンチンその他の薬を違法に大量処方して逮捕された医師について報じた。記事の中で地元の警察官は、その医師が「まるでコカインの売人が路上でクラックを売るように処方薬を売っていた」と表現していた。

ジャクソンビルの販売員が書いた一通のEメールが間もなくパーデュー社幹部に届いた、と検察の報告書にはある。「多くの販売員が、徐放性のオピオイドは乱用の危険性が低いと言って販売していますが、現在の状況は我々の立場を微妙なものにしています」とその販売員は書いている。「我々の製品の信頼性に問題があるように思います」

数か月前にパーデュー社に入社したデヴィッド・ハドックスの手元にも、ジャクソンビルの新聞記事は届いた。どうやら彼は心配になったようで、社の幹部に、危機対応計画を立てるようにと提言するEメールを書き送っている。

それに対しマイケル・フリードマンは、その必要はないと答えた。「とにかくこの一件には過剰に反応したくない」と彼はEメールに書いている。「こういう薬が出回って以来これまでもずっと、医師が非難されたり逮捕されたりといったことは時々あった。こういうことが繰り返し起きているわけでもないし、今に始まったことでもない。人は時間が経てば腐ったリンゴのことは忘れるものだ。私が心配なのは、いい加減な医者が一人いたということではなくて、こういう薬の使用に影響を与えるような長期的な問題だ」

だが検察が見つけた「腐ったリンゴ」は一つや二つではなかった。この医師の他にも、一九九九年の一年間に、フロリダ州ペースの医師ジェームズ・グレイブスを含む複数の医師が、オキシコンチンを不正に処方したかどで逮捕されている。検察はまた、一九九七年から一九九九年の間にパーデュー社の販売員が書いた販売訪問報告書に使われている「闇値」「砕く」「鼻から吸入」といった言葉を検索し、二七の州の販売員が書いた報告書のうちの一一七本で、これらの言葉が一つあるいはそれ以上使われていた、と報告した。

検察にはまた、パーデュー社の幹部が、オキシコンチンの乱用がどこまで広がっているかについてパーデュー社が知っていたという事実が漏洩することを懸念していたという確信があった。たとえば、メーン州で警告書が送付された数か月後の二〇〇〇年六月には、マーク・アルフォンソがマイケル・フリードマンに、オキシコンチンをめぐる混乱は、何年も前に彼が中西部でMSコンチンの販売を管理していたときに目にしたことを思い出させる、と書いたEメールを送っている。

「MSコンチンについて同じような知らせを、あちこちからしょっちゅう受け取ったのを覚えています。強盗が押し入るのを恐れてMSコンチンを扱おうとしない薬局もありました。ウィスコンシン州、ミネソタ州、オクラホマ州では、MSコンチンの過剰な処方で医師が起訴されています」。フリードマンはアルフォンソのEメールを、「こんな会話をEメールでしてもいいのか？」というメッセージを添えてハワード・ユデルに転送した、と検察の報告書には書かれている。一年後、フリードマン、ユデル、ゴールデンハイムの三人はいずれも、MSコンチンを販売していた一七年間、自分が知る限り、乱用はポツリポツリと数件起きただけであると証言した。

検察によれば、パーデュー社もまた、販売員たちが書く医師訪問報告書によるダメージを恐れていた。そのため、二〇〇一年までには、パーデュー社の弁護士たちが販売員に、「依存症」「乱用」という言葉を訪問報告書の中で使わないようにと指導を始めている。

パーデュー社幹部とサックラー一族は、オキシコンチンから桁外れの利益を得ていたことが検察の調べで明らかになった。オキシコンチンが発売されて六年後の二〇〇二年には、年間売り上げは一五億ドルに達した――MSコンチンが一〇年間で売り上げた金額の三倍である。パーデュー社の「給与、ボーナス、役員手当、その他の類似した支払い」は、オキシコンチンの売り上げの増加に伴って上昇した。

検察はまた、レイモンド・サックラーとモーティマー・サックラー、あるいは彼らの親族が支配する企業が、二〇〇一年だけで一〇億ドルの利益を計上したことも突き止めた。そうした金は、BRホールディングス・アソシエイツ、ビーコン・カンパニー、ローズベイ・メディカル・カンパニーといった名称の、かつてアーサー・サックラーが作ったペーパー・カンパニーの帝国を彷彿とさせる、さまざまな法人に流れ込んだ。

その後何年も経った二〇一五年、雑誌『フォーブス』は、レイモンド・サックラーとモーティマー・サックラーの一族を、推定資産一四〇億ドルとして、最も裕福なアメリカ人のリストに初めて加えている。フォーブス誌によれば彼らは、メロン一族やロックフェラー一族といった「名高い」一族を順位で押しのけたのである。

「サックラー一族はいかにしてアメリカで一六位の資産を手にしたのか？」とフォーブス誌は問いかけた。「簡単に言えば、二一世紀でもっとも普及し、最も物議を醸しているオピオイド、オキシコンチンを作ったのだ」

だが、もしも司法省が彼らを裁判にかけていたら、サックラー一族が「名高い一族」の地位を得ることはなかったかもしれない。検察が提出した証拠が日の目を見ていたなら、医師はパーデュー社をはじめとするオピオイド製造企業の謳い文句をもっと警戒し、処方するオピオイドの量を減らしたかもしれない。彼らを裁判にかけるよう、政府がもっと強く主張していたら、国会や規制当局は、オピオイドの使用に妥当な規制がかかるのを阻止することに成功した製薬業界のロビイストや、彼らに与《くみ》する医療従事者たちの言うことに耳を貸さなかったかもしれない。医療機関、警察関連組織、そして疼痛患者を代表する団体などは、パーデュー社のような製薬会社が彼らに寄付をするのは見返りを期待しているからであることを知り、業界の金に頼るのを止めたかもしれない。

パーデュー社の寄付に下心があったことの証拠が欲しければ、検察の報告書にある、二〇〇一年三月に留守番電話に残されたメッセージの書き起こしが役立つだろう。それは、ある新聞が、オキシコンチンをめぐるメディケイドの調査に関する記事を掲載した直後だった。記事の中で、コネチカット州の司法長官リチャード・ブルーメンタールは、パーデュー社がオキシコンチンをあまりにも積極的に医師に販売していると考え、懸念を表明していた。記事掲載の翌朝、パーデュー社の広報部長ロビン・ホーゲンは、ブルーメンタールのアシスタントの留守電にメッセージを残した。それを聞けば、パーデュー社は味方に褒美を与え、敵を懲らしめるために金を使うということが明らかだった。

「メディケイド詐欺に関する司法長官の発言について、君たちのマスコミ対応に我々は非常に失望している」とホーゲンは言った。「昨夜は長官が発言を明確にして撤回するということで合意したと思ったがね。そのチャンスはたっぷりあったのに、長官はそれをしなかったわけだ。パーデュー・ファーマは民主党にひとかたならない支援をしているんだ。君たちの大口の後援者がこんな目に遭わなければならなかったのは実に遺憾だね。もうすぐ選挙があるが、今回のことは長官のためにはならなかったと言っておくよ」

数日後、ブルーメンタールの事務所の弁護士は、留守電のテープのコピーと、正式に認証されたホーゲンのメッセージの書き起こしを、レイモンド・サックラー、ハワード・ユデル、マイケル・フリードマン、そしてホーゲンに送った。その後ユデルとホーゲンは謝罪文を送っている。

オピオイド危機が拡大していくなか、是が非でも必要だった措置を取れずにいたのは司法省だけではなかった。薬物規制当局、国会、医師会、果ては公衆衛生に携わる職員までもが、何をすれば良いのか、どう対応すべきかがわからぬまま機能停止したように見えた。彼らはまた、製薬業界に立ち向かうことができない、あるいは立ち向かいたくないようだった――たとえそれが患者のためになったとしても、である。

たとえばオバマ政権の政府当局は、ある規則の制定を提言している。それは一〇年以上前にナサニエル・ポール・カッツ医師が提案した、オキシコンチンのような強力なオピオイドを処方する医師に研修を義務付けるというものだった。だがアメリカ医師会のロビイストは政府当局者に、そのような提言とは全面的に闘うつもりであると明言し、政府は提言を撤回した。

ＦＤＡは、強力なオピオイドの販売を規制する規則をいくつか採用したが、製薬会社はそれらをほとんど気にも留めなかった。インシス・セラピューティックスという小さな会社などは、フェンタニルを有効成分とするサブシスという自社の薬の販売のために、パーデュー社の販売の手引きを借用したほどだ。ＦＤＡが承認したサブシスの適応症はがんだけだったにもかかわらず、インシス社の売り上げデータはすぐに、医師が書いたサブシスの処方箋のうち、がん患者に対するものはわずか一パーセントであることを示すようになった。サブシスを最も多く処方していたのは、実はがん専門医ではなく一般家庭医で、後にそのうちの数名が、大量の薬を不法に処方していたかどで起訴された。初めの頃オキシコンチンを大量に処方していた医師らと同様に、そうした医師たちの中にも、大金を受け取ってインシスのために講演を行う者がいた。インシスは販売促進のために、担当する医師が書く処方箋の数ではなく売り上げ金額の増加に準じて販売員に報奨を与える、というパーデュー社のボーナス制度を導入した。その結果、最も高用量のサブシスを売り込む販売員が最も高いボーナスを受け取るシステムが出来上がったのである。

二〇一〇年、パーデュー社は、より乱用されにくいという謳い文句で、新しい剤形のオキシコンチンを発売した。アート・ヴァン・ズィーは一〇年ほど前にそうするようにパーデュー社に要請していたのだが、パーデュー社の幹部は、そのために必要な技術の開発に時間がかかったのだと言った。偶然かもしれないが、新製品が発売されたのは、ちょうどオキシコンチンの元々の製品の特許が切れるのと同時だった。その他パーデュー社は、処方箋監視システムに資金を提供したり、過剰摂取の作用を打ち消すために使用されるナロキソンという薬の配布に協力するなど、オピオイドによる被害を抑制するさまざまな手段を講じた。また、長年にわたって行ってきた、金を払った講演者にオキシコンチンの宣伝をさせるという行為も二〇一六年に止めたと言った。

だが、パーデュー社が、オキシコンチンを原因とする大惨事と自らの間に距離を置くのは徐々に困難になっていった。二〇一七年にはコネチカット州の連邦検事事務所が、ロサンゼルス・タイムズ紙に二〇一六年に掲載された記事を受けて、新たにパーデュー社の取り調べを開始した。その記事には、オキシコンチンの鎮痛作用が一二時間継続するというパーデュー社の謳い文句は誤りであり、多くの場合はそれよりも早く効果が切れると書かれていた。だとすると、患者はただ楽になるためにより多量のオキシコンチンを摂らなければならず、依存症の危険性が高まることになる。それに対しパーデュー社は、オキシコンチンは謳い文句通りに効果を発揮すると言って譲らなかった。

数十に及ぶ州や都市、町、ネイティブアメリカンの部族が、パーデュー社をはじめとするオピオイドの製造会社に対して相次いで訴訟を起こしていた。いずれの訴訟でも製薬会社は、人の誤解を招くような宣伝を見境なく行い、その結果、市民の知らないところで何十億ドルという膨大な額の税金が、薬物依存症に関連する医療費に使われたとして非難を浴びた。マイケル・フリードマンが、パーデュー社がオキシコンチンの乱用について知ったのはいつだったかを公の場で初めて証言した、フィラデルフィア郊外の小さな町、ベンセラムまでもがパーデュー社を訴えていた。

二〇一八年初頭、オキシコンチンの売り上げが減少し、目立った新薬の開発も行われていなかったパーデュー社は、大掛かりな経費削減の計画を公表した。オキシコンチンの宣伝のために販売員に医師を訪問させることをやめ、販売員を二〇〇人――オキシコンチン発売以前の人員とほぼ同じ人数――に削減する、というのだった。海外ではオキシコンチンの販売促進を続けてはいたが、パーデュー社のこの決定は、パーデュー社の黄金時代はもはや過去のものであることを認めた、ということだった。

かつてDEAの職員だったテリー・ウッドワースのように、パーデュー社と一戦を交えた経験のある者の一部は、これが一〇年前に起きるべきだったと言った――そのとき連邦政府は、パーデュー社を絶体絶命の立場に追い詰めていたのだ。ところが司法省はその絶好の機会に尻込みし、オピオイドの蔓延に歯止めをかける絶好の、そして最後の機会をみすみす逃したのである。

エピローグ

疼痛撲滅戦争を振り返る

二〇〇三年に本書の初版が出版されてからさまざまなことが起きた。一番大きな変化は、オキシコンチンをはじめとする強力なオピオイドの効果とその危険性について、新たな理解が生まれたということだろう。

一九九〇年代と二〇〇〇年代を通じて、医師らは主に、そうした薬が乱用されて依存症を引き起こす危険性を懸念していた。だがこの一〇年ほどで数多くの研究が行われ、オピオイドの長期的な使用は、たとえ医師の指示通りに摂取したとしても、感情的な依存、性欲の低下、極度の倦怠感、高齢者における転倒の増加、さらには痛覚感受性が高まるなど、さまざまなリスクを患者に負わせるということが明らかになった。それだけではない。近年行われた数々の医学的研究は、疼痛患者はオピオイド以外の治療を受けた方が、より早く回復し、合併症も少ないということを示している。

その結果、疼痛の治療については再び大転換が起きている。病院の緊急治療室ではもはや当たり前のようにオピオイドを使用するのを止めているし、術後の回復期にある患者には強力な麻薬ではなく市販の痛み止めが使われる。医師はまた、たとえば片頭痛のような一定の症状にはオピオイドを使わなくなっているし、政府機関もオピオイドは治療の最終手段としてのみ使用するよう勧めている。

この転換は、二〇〇三年、医学誌『ニューイングランド・ジャーナル・オブ・メディスン』に掲載されたがほとんど注目されなかったある論文がきっかけとなって、静かに始まった。論文を書いたのは、アメリカで最も権威ある病院の一つ、ボストンにあるマサチューセッツ総合病院で疼痛治療の責任者を務めていた医師、ジェーン・バランタインである。長年にわたって「疼痛撲滅戦争」の忠実な戦士であったバランタインはあるとき、ある気がかりな現象に気づいた。慢性疼痛の患者にオピオイドを投与すると、初めのうちは良いのだが、痛みの軽減の度合いや身体機能の改善といった転帰で計られる患者の健康度は間もなく横ばいになり、ともすると悪化したのである。

こうした患者の反応はバランタインに、オピオイドで鎮静され、人工呼吸器を装着した入院患者を思い起こさせた。患者が徐々に、より高用量のオピオイドを必要とするようになるにつれて、彼らは痛みに鈍感になるどころか逆に鋭敏になっていった。中には、肌にベッドシーツが触れただけで激痛に悶え苦しむ者もいた。

バランタインはそうした反応を、「耐性」、つまり、身体が薬に慣れ、同程度の鎮痛作用が発揮されるために必要な用量が高くなっていくという、オピオイドに伴う自然現象のせいであると考えた。疼痛撲滅戦争たけなわの頃、オピオイド推進派は、耐性は慢性疼痛の治療の妨げにはならない、なぜなら医師は、耐性を乗り越えるために必要なだけ用量を増やすことができ、それによる有害な作用もないからである、と主張した。

だが二〇〇三年の論文の中で、バランタインはこの考え方に疑問を呈したのである。オピオイドの用量を増やせば、医師と疼痛のいたちごっこが始まり、その過程で患者に害が及ぶ危険性がある、とバランタインは警告した。「これまでは、用量を際限なく増やしても、少なくとも安全であると考えられてきたが、現在では、長期にわたる高用量のオピオイド治療は安全でもなければ効果的でもないことを示唆するエビデンスが存在する」と論文は述べている。

オピオイド推進派はバランタインを裏切り者と決めつけた。だがその後の研究は彼女の主張を裏付け、その警告が先進的なものであったことを示した。さまざまな治療法に対する患者の反応が詳細に記録される国、デンマークの研究者らは、投薬治療以外の治療を受けた疼痛患者の方が、オピオイドを与えられた患者より四倍早く回復することを発見した。アメリカ合衆国退役軍人省の研究者も、これと似た研究結果を報告している。

無制限のオピオイド使用が患者に与える害は、他の形でも顕《あらわ》になった。研究によって、腰背部痛といった一般的な症状の治療に高用量のオピオイドを与えられた人は、用量が低かった人に比べて仕事を休む期間が三倍長く、中には金輪際職場に戻れない人もいることが明らかになったのだ。オピオイド投薬以外の疼痛治療に対する支払いを拒んでオピオイド人気に拍車をかけた保険会社でさえ、態度を変化させ始めた。ただしこれはおそらく、患者の健康を憂慮したというよりも経済的な懸念から来たことだった。実は、オピオイドを中心とした疼痛治療は、患者のケアと依存症治療の両面で、保険会社にとって思ったよりもはるかに高額の損失となっていたのだ。

近年になって、高用量のオピオイド使用を推奨していた疼痛専門医たちは、「疼痛撲滅戦争」が失敗した理由を説明したり、その中で自分が果たした役割を書き換えようとしたりしている。だが彼らの熱心なオピオイド擁護は、オピオイド依存を手放して他の治療法を求めることがほとんど不可能な、「麻薬漬け」の世代という恐ろしい遺産を残したのだ。

そうしたオピオイド推進派の医師の一人、スコット・フィッシュマンは、「本当の問題は依存ではない」と言った。「我々は、患者がこのような薬を、生きるのをやめるために使おうとすることに気づかなかったのだ」

俗に言う「オピオイド危機」は、実は原因と解決法が異なる二つの危機からなっている。一つは偽造フェンタニルのような非合法の麻薬で、生命を奪いかねないそうした薬に依存する者に対しては、思いやりを持った治療と同時に法的処置が求められる。もう一つの危機はオピオイドの医療利用がもたらすもので、それを解決するのはずっと容易である——医師が使用するオピオイドを減らし、他の方法で疼痛を治療すればよいのだ。

二〇二一年には、波のように押し寄せる数々の訴訟を前にしたパーデュー・ファーマは倒産保護を申請済みだった。一方、オキシコンチンがもたらした悲劇が始まったばかりの頃に遡るいくつかの社内書類が露見した。それらが明らかにしたのは、たとえば一九九六年のオキシコンチン新発売記念パーティーで、パーデュー社の最高幹部リチャード・サックラーが、オキシコンチンの発売を強大な自然現象に喩えていたことだ。オキシコンチンが使えるようになったことで、「**雪崩のような処方箋が発行され、競合製品を埋め尽くすだろう**」とサックラーは宣言した。

五年後の二〇〇一年、オキシコンチンの乱用と誤用が手に負えない状況になった後、当時最高経営責任者だったサックラーは、パーデュー社の販売戦略には一切の非を認めなかった。それどころか彼は、すべての責任は乱用した者にあると言ったのである。「あらゆる方法を駆使して乱用者を叩きのめさなくてはいけない」と、二〇〇一年のあるEメールの中で彼は書いている。「奴らこそが犯人であり問題だ。奴らは無謀な犯罪者なのだ」

パーデュー社の倒産手続きの一環として、リチャード・サックラーをはじめ、創業者モーティマーとレイモンド・サックラーの子孫たちは、将来的な訴訟から保護されることと引き換えに、およそ六〇億ドルを支払うことに合意した。個人が破産宣告をすることなしに、法的責任から身を護るために破産制度を利用するというのは非常に異例のやり方だったが、サックラー一族は昔から、金と小賢しい弁護士に頼って法廷での裁きを避けてきたのである。

ところが、サックラー一族でさえコントロールできないある出来事が起きた。自身も薬物依存症と闘った経験を持つ著名な写真家ナン・ゴールディンが、二〇一〇年代の終盤、サックラー一族の金を受け取っていた美術館に対し、金を受け取るのを止め、名称からサックラーの名を排除するよう働きかけを始めたのである。ニューヨークのグッゲンハイム美術館内で二〇一九年に行われたあるデモでは、ゴールディンと活動家の一群が、偽のオキシコンチンの処方箋を何百枚もばら撒き、処方箋は美術館内をひらひらと舞った――二〇年前にリチャード・サックラーが想像した「雪崩のような処方箋」を真似てからかったのである。

サックラー一族はゴールディンに抵抗し、その存在を排除しようとした。だが、ゴールディンやその他のアーティストたちが、サックラー一族の金を受け取り続ける美術館で自身の作品を展示することを拒むと、ドミノ倒しが始まった。メトロポリタン美術館、ルーブル美術館、大英博物館を含むアメリカ、イギリス、ヨーロッパ諸国の主要な美術館が、一つ、また一つと、サックラー一族との関係を絶ち、館内の壁に掲げられたアーサーおよびモーティマーの名を消去すると発表したのである。サックラー家からの寄付を記念してその名を冠した医大のいくつかもそれに追随した。

サックラー一族はその後も、自分たちは何一つ間違ったことをしておらず、自分たちに対する批判は不当な中傷であると主張し続けた。サックラー家の使命は医療に革命をもたらすことであり、その過程で患者たちの疼痛を克服することだ、というのである。

これまで見つかっていない書類がある日出現し、サックラー一族がこの大惨事を阻止すべく、可能な限りのあらゆる手立てを尽くしたことが明らかになるという可能性もある。だがその日が来るまでは、サックラー家の人々はその名前を、想像もつかなかった場所で目にし続けることだろう——**犯罪史という歴史の中に。**

註と参照文献

二〇〇三年の初版当時、本書は二〇〇〇件を超える取材と、法廷記録、パーデュー社の社内書類、科学論文、医学ジャーナルの記事、新聞・雑誌の記事を含む、数千ページに及ぶ書類の検証に基づいていた。

オキシコンチンに関する私の報道は、二〇〇一年、ニューヨーク・タイムズ紙に寄稿した一連の記事が始まりだった。間もなく私の関心は、疼痛治療に関する科学的知見、その歴史、オピオイド使用の拡大の他、医薬品広告、処方薬の乱用、そして依存症の歴史といった関連分野に拡がり、私は大いに興味をそそられた。

二〇〇一年、私はパーデュー社の本社を訪れ、『タイム』誌のための記事を書くために、マイケル・フリードマン、ハワード・ユデル、ポール・ゴールデンハイムに取材した。本書を執筆するにあたって再び三人に取材を申し込んだが、彼らは繰り返し取材を断り、書面での質問にも答えなかった。

新版の準備にあたって私は、パーデュー社に対し、初版に不正確な点があれば対応するので指摘して欲しいと要請した。パーデュー社からは応答がなかった。マイケル・フリードマンとポール・ゴールデンハイムも質問には答えなかった（パーデュー社の最高顧問弁護士だったハワード・ユデルは二〇一三年に死亡している）。

ONE ピル・ヒル

［032］**翌春になると、その数は急増し、場所によっては九〇パーセントの上昇を見せた**：この数字を推定したのは、バージニア州テイズウェル郡の連邦検事 Dennis Lee（デニス・リー）である。またリーによれば、偽の四〇ドル小切手があまりにも多いので、警察官は「この四〇ドルが何に使われたかお見通しだ」と冗談を言ったそうで

ある。

〔034〕**パーデュー社が規則通りに食品医薬品局(FDA)に報告した**:Stravino(ストラヴィーノ)がパーデュー社に電話をかけたことは、パーデュー社がFDAに提出した有害事象対応報告書に掲載されている。

〔036〕**『ボストン・グローブ』紙を買った彼は**:メーン州ワシントン郡にいたストラヴィーノが、グローブ紙に掲載されたオキシコンチンの乱用に関するDonna Gold(ドナ・ゴールド)の記事を読んだのは、二〇〇〇年五月二一日である。

TWO 疼痛との闘い

〔043〕**腰背部痛を訴える人の八〇パーセントは**:腰背部痛の検知におけるレントゲン写真の信頼度の低さを示すこの数字は、『Journal of Pain and Symptom Management』誌に一九九六年に掲載されたDennis Turk(デニス・ターク)の論文『Clinicians' Attitudes about Prolonged Use of Opioids and the Issue of Patient Heterogeneity(オピオイドの長期使用に対する医師の見解と患者の不均一性の問題)』が挙げているもの。

〔043〕**疼痛管理の歴史**:疼痛管理の歴史とそれを取り巻く医科学に関してはごく簡単かつ表面的な解説をするに留めた。一般読者には、Martin Booth(マーティン・ブース)の『Opium: A History』の他、Frank T. Vertosick Jr.(フランク・T・ヴェルトシック・ジュニア)著『Why We Hurt: The Natural History of Pain』やDavid B. Morris(デヴィッド・B・モリス)著『The Culture of Pain』が参考になるだろう。

〔044〕**国際疼痛学会(International Association for the Study of Pain)**:一九七三年にシアトル近郊で開かれ、その一年後の国際疼痛学会の設立につながった会議を企画したのは、疼痛管理の専門医John Bonica(ジョン・ボニカ)だった。本書でごく簡単に紹介した疼痛に対する考え方の変遷は、この分野における必読の教科書とされている『Bonica's Management of Pain』を参照している。

〔044〕**医師は、アヘンは無害だと信じていた**：パレゴリックとアヘンチンキの説明、Thomas Sydenham（トマス・シデナム）のコメントは、マーティン・ブースの著書『Opium』から引用した。

〔045〕**「軍人病」**：アヘン中毒に罹った者が多かったのは南北戦争の兵士だけではない。David Musto（デヴィッド・マスト）をはじめとする歴史研究家によれば、白人中産階級の女性の間にもまたアヘン中毒患者は多い。マストの著書『The American Disease』（Yale University Press, 一九七三年刊）は、一九一四年に制定されたハリソン麻薬取締法をはじめとする法律や規制が麻薬の使用・乱用・医師の行動に与えた影響に関する名著とされている。

〔047〕**ソンダース医師は、死を間近にした患者のケアを専門とする初めての施設……をロンドンに開いた**：Cicely Saunders（シシリー・ソンダース）医師は素晴らしい女性だった。味気ない病院で死を前にした患者の世話をする看護師であった彼女は、医師が彼女の言うことに耳を貸さないわけにはいかないようにするために医大に戻って学位を取得した。アメリカでは一九八一年に、コネチカット州ニューヘイブンの近郊に最初のホスピスが開業した。

〔048〕**特に有名なところでは、ニューヨーク市にあるメモリアル・スローン・ケタリングがんセンター**：がん性疼痛により良いケアを提供しようという動きはイギリスで始まったが、スローン・ケタリングがんセンターのがん性疼痛研究者たちは、イギリスの研究者たちよりもはるかに科学的な考え方をすることを誇りとし、どんな物質が最も鎮痛に効果的かを調べるため、患者を対象にしたさまざまな試験を常に行っていた。たとえば、メモリアル・スローンは、一九八〇年代初頭、国会でその医療目的での使用を合法化すべきかどうかが議論されていたヘロインを実験的にがん患者に処方していた二つの病院の一つである。結果的には、モルヒネ由来で体内に入ると間もなく再びモルヒネに分解されるヘロインには、モルヒネに勝る効果は見られなかった。

〔050〕**「慢性痛訴訟」**：一九九〇年代に腰背部痛が急増したことは、ニューヨーク・タイムズ紙に一九九二年一二月二九日に掲載されたElisabeth Rosenthal（エリザベス・ロゼンタール）の記事に述べられている。この記事に

はまた、訴訟の原告らが訴えている疼痛を検証した、『American Journal of Pain Management』誌に掲載されたMichael Weintraub（マイケル・ワイントローブ）の論文が引用されている。疼痛患者は金銭的見返りがあるために無意識のうちに疼痛に執着するようになる可能性があり、「慢性痛訴訟」を特異な現象とみなすべきであると言ったのはワイントローブである。

［050］**強い痛みの治療のための学際的なアプローチ**：この方法についての説明は、マイアミのComprehensive Pain and Rehabilitation Center の局長であるDr. Hubert L. Rosomoff（ヒューバート・ロゾモフ）、デニス・ターク、Barry Cole（バリー・コール）各氏の提供によるもの。

［050］**オピオフォビア（オピオイド恐怖症）**：「オピオフォビア」という言葉の出自は明らかに、一九八六年に学術誌『Advances in Alcohol and Substance Abuse』に掲載されたDr. John P. Morgan（ジョン・P・モーガン）の論文である。論文は『American Opiophobia: Customary Underutilizatioin of Opioid Analgesics』と題されている。

［051］**ブロンクス地区の電話帳をポートノイに渡し**：Russel Portenoy（ラッセル・ポートノイ）が一九八六年に行った薬局の調査は、『Unavailability of Narcotic Analgesics for Ambulatory Patients in New York City』と題された論文になっている。

［051］**多大な影響力を持つキャスリーン・M・フォーリー博士**：がん性疼痛治療の分野における業績だけでなく、緩和ケアと呼ばれる末期患者の治療の向上を働きかけたKathleen M. Foley（キャスリーン・M・フォーリー）博士の影響力は大きかった。二〇〇三年、本書のためのインタビュー取材を博士は辞退している。この章で引用した博士の所見やコメントは、博士が一九九六年にカリフォルニア大学ロサンゼルス校のJohn C. Liebeskind History of Pain Collection で受けたインタビューを参照している。インタビューを行ったのはMarcia L. Meldrum（マルシア・L・メルドラム）。

［052］**一九八六年には……共著論文を発表した**：ポートノイとフォーリーの論文は『Pain』誌に掲載された。

［054］**科学的三種の神器**：医原性の薬物依存が起こる可能性は極端に低いということを主張するためにポートノイ、疼痛管理推進活動家、パーデュー・ファーマをはじめとする製薬会社が引用した三つの論文とは、『Drug Dependency in Patients with Chronic Headache』（『Headache』誌一七号一二～一四頁、一九七七年）、『Addiction Rare in Patients Treated with Narcotics』（『The New England Journal of Medicine』三〇二号一二三頁、一九八〇年）、『Management of Pain during Debridement: A Survey of U.S. Burn Units』（『Pain』誌一三号二六七～八〇頁、一九八二年）である。

［060］**一九九〇年代初期に書かれた一連の論文**：処方箋監視システムに関するDavid Joranson（デヴィッド・ヨランソン）の著述は、『American Pain Society Bulletin』や『Journal of Pharmaceutical Care in Pain & Symptom Control』を含む数々の医学誌に掲載された。二〇〇三年、ヨランソンは本書のためのインタビュー取材を辞退した。

［063］**パーデュー・ファーマは……五〇万ドルを提供**：米国疼痛学会（APS）と米国疼痛医学学会（AAPM）の合同委員会への寄付は、パーデュー社の予算書に記載されている。

［063］**製薬会社はまた……にも資金を提供**：この情報は、ウィスコンシン州の情報開示法に基づき、ウィスコンシン大学から入手した書類から引用したもの。書類には、ヨランソンがパーデュー社を含む製薬会社数社からコンサルタントとして報酬を得ていたことも記載されている。

THREE デンドゥール神殿の秘密

［068］**アーサー・M・サックラー博士は、米国上院議員たちを前にして座っていた**：Arthur M. Sackler（アーサー・M・サックラー）は、一九六二年一月三〇日に、上院司法委員会の、反トラスト・独占禁止法に関する小委員会で証言した。

［071］**会社の唯一の株主は……エルザ・サックラーだった**：Medical & Science Communications Associates Inc.は、もともとは名称をCommunications Associatesといった。名称を変更したのは一九五五年九月一六日のことで、この名称変更に関する書類には、Else（エルザ）・サックラーの役割が記載されている。アーサーの死まで、よく似た名称の別の組織、Medical and Science Communications Development Corporationが持株会社として存在していた。一九六八年の株券には、エルザ・サックラー、Mortimer（モーティマー）・サックラー、Raymond（レイモンド）・サックラーによって、アーサーとエルザの第一子Carol（キャロル）・サックラーのためにその株が保有されていたとの記載がある。

［073］**クリードムーア州立病院**：アーサー・サックラー、モーティマー・サックラー、レイモンド・サックラーによる研究については、ニューヨーク・タイムズ紙の一九五一年一一月二日、一九五七年九月八日、一九七六年四月一五日の記事に詳しい。

［075］**『米国医師会雑誌（ＪＡＭＡ）』に複数ページのカラー広告を掲載**：アーサー・サックラーは、Medical Advertising Hall of Fameに最初に殿堂入りした者の一人。彼の業績の一部は、サックラー・グループの刊行物である『Medicine Ave』で語られている。筆者はWilliam G. Castagnoli（ウィリアム・G・カスタニョーリ）氏のご厚意で掲載誌をいただいた。

［077］**『The American Connection』**：John Pekkanen（ジョン・ペッカネン）のこの傑作は、物質規制法を形作った法的な論争と製薬業界によるロビー活動について論じている。

［078］**これらの薬の売り上げに従ってボーナスを受け取った**：筆者によるインタビュー中にアーサー・サックラーの弁護士であるMichael Sonnenreich（マイケル・ソンネンライヒ）が語ったことである。サックラーはリブリュームとバリアムが一錠売れるたびにロイヤリティを受け取っていたと聞いた、と筆者が言うと、氏は、そうではなく、売り上げが一定の基準に達すると奨励金としての特別ボーナスがサックラーに支払われたのだと説明した。

〔079〕**ハッピー・ベイビー・ビタミン**：この奇怪な顛末は、Kefauver（キーフォーヴァー）委員会による公聴会の記録に残されている。

〔081〕**サックラーが……好んで使った媒体は、……『メディカル・トリビューン』だった**：メディカル・トリビューン紙の偏向報道がどのようなものであったかは、ワシントン・ポスト紙に一九六八年三月三一日に掲載されたMorton Mintz（モートン・ミンツ）による記事で垣間見ることができる。

〔082〕**「統合失調症患者が……大暴れ」**：ニューヨーク・タイムズ紙に一九八七年七月二七日に掲載されたTamar Lewin（タマール・レウィン）の記事を参照のこと。

〔082〕**FDAの職員が調査したところ**：記事に対するコメントは、一九八六年六月一八日にFDA内Office of Drug Standards（医薬品基準部）の副部長James C. Morrison（ジェームズ・C・モリソン）が行ったプレゼンテーションからの引用。

〔084〕**「春になったら」**：筆者はこの広告をインターネットで見つけた。

〔085〕**グルタバイト・コーポレーション**：もともとの名称はMedical Promotions Productionsだった。

〔085〕**ジョン・リア**：『The Saturday Review』紙に掲載された、製薬業界に関するJohn Lear（ジョン・リア）の著名な一連の記事は、ジャーナリズムと市民権について教えるすべての授業で必読文献とされるべきである。これを見つけることができたのは本書を執筆したおかげだ。製薬業界、FDAをめぐるスキャンダル、サックラー一族に関する彼の記事は、『The Saturday Review』一九五九年一月三日、一九五九年二月七日、一九六〇年六月四日、一九六〇年七月二日、一九六二年三月三日、一九六二年一〇月六日号を参照されたい。

〔092〕**納税を避けるため**：Gertraud（ガートルード）・サックラーの主張は、ニューヨーク州最高裁判所に提出された書類に記載されている。

〔096〕**MDパブリケーションズの所有者**：MDパブリケーションズの持分権をめぐる正確な経緯は不明だが、モーティマー・サックラーとレイモンド・サックラー、あるいは彼らが管理する組織がある時点でこの会社の大部分

を所有していたことは、不動産記録からわかる。

FOUR 金のなる木

［098］**スーザン・バートランドという医師は添え状の中で**：手紙の日付は二〇〇〇年八月八日。

［098］**「全能の神が良しとした薬」**：Susan Bertrand（スーザン・バートランド）が引用した Thomas Sydenham（トマス・シデナム）の言葉は、言わんとしていることは合っているが、文言は正確ではない。マーティン・ブースは、アヘンについて徹底的に追求した著書『Opium: A History』（St. Martin' s Press 刊、一九九六年）の中でシデナムを引用している——「すべての善きものを与えたもう神が、苦痛の中にある人間の慰めのために供せし薬の中で、制御できる疾患の数においてもそれらを治す能力においても、アヘンほど価値のあるものは他にはない」

［102］**オキシコンチンの乱用が……起こっていることがわかった**：二〇〇〇年の春から夏にかけてオキシコンチンの乱用について報じた新聞には、『Portland Press Herald』、『The Roanoke Times』、『The Columbus Dispatch』、『Anchorage Daily News』などが含まれる。

［102］**「これはおそらくバイコディンに取って代わるでしょう」**：この取締官の言葉の引用は、二〇〇〇年六月二七日に『The Times-Picayune』に掲載された Steve Cannizaro（スティーブ・キャニザーロ）による記事にあったもの。

［104］**パーデュー社に勤めるJ・デヴィッド・ハドックスという医師**：他のパーデュー社役員と同様、J. David Haddox（J・デヴィッド・ハドックス）もまた、二〇〇三年に本書のために取材を受けることを辞退しただけでなく、彼の職歴を知っている人の一覧を提供することも拒んだ。ただしその中の数人は取材に同意してくれた。

［105］**「疑似依存症」**：この言葉が最初に使われたのは、一九八九年に『Pain』誌に掲載されたハドックスと

Dr. David E. Weissman（デヴィッド・E・ワイスマン）の共著論文、『Opioid pseudoaddiction… an iatrogenic syndrome』である。

［106］**バージニア州南西部の小さな新聞社の記者**：デヴィッド・ハドックスが電話をかけたのは、『Richlands New Press』紙の記者だったTheresa M. Clemons（テレサ・M・クレモンズ）である。テイズウェル郡でオキシコンチンの乱用が爆発的に増加していることを報じるクレモンズの最初の記事は、二〇〇〇年五月三一日に『New Press』紙に掲載された。オピオイドで依存症になる危険性は「一パーセントの半分」であるというハドックスの言葉は、二〇〇〇年六月二一日に掲載された続報の中で引用されている。

［107］**連邦政府の麻薬取締官が……医師数名を調査していることもパーデュー社は知っていた**：ワシントンDCの弁護士で疼痛管理推進派のMary Baluss（メアリー・ベイラス）によれば、二〇〇〇年代半ばにアパラチア地方を担当するパーデュー社の販売員数名から連絡があり、処方の仕方について厳しく調査されている医師との面談の依頼があった。ベイラスはデヴィッド・ハドックスの招きにより、リッチランドで開かれたアパラチアン・ペイン・ファンデーションの会議に出席したが、会議に向かう途中で一行は、そうした医師の一人Franklin Sutherland Jr.（フランクリン・サザーランド・ジュニア）との面談に立ち寄った。それから間もなくサザーランドは、オキシコンチンを含む数種の医薬品を不法に処方したとして起訴され有罪となった。

［108］**パーデュー社の幹部らは、スーザン・バートランドと協力して**：バートランド医師は、筆者がニューヨーク・タイムズ紙に寄稿した記事の関連で行ったインタビュー取材の際に、アパラチアン・ペイン・ファンデーション設立の背景を説明してくれた。

［115］**「でたらめだわ」**：Diane Shnitzler（ダイアン・シュニッツラー）からCurtis Wright（カーティス・ライト）へのEメールは、二〇〇六年九月にジョン・ブラウンリーに提出された検察の捜査報告書に引用されている。

［115］**「ダイアン、これはまさに本当なんだ」**：カーティス・ライトからダイアン・シュニッツラーへの返信は、二〇〇六年九月にJohn Brownlee（ジョン・ブラウンリー）に提出された検察の捜査報告書に引用されている。

[115] **非常に貴重な、宣伝効果の高いもの**：二〇〇六年九月の検察の捜査報告書に引用されたパーデュー社の社内文書より。

[116] **マーケティング関連のある書類**：パーデュー社は、毎年、翌年の販売計画と戦略、予算を記載したマーケティング文書を作成していた。

[120] **「一パーセント未満」**：医原性依存症を懸念する医師を安心させるためにパーデュー社がマントラのように使ったこの数字は、パーデュー社の社内文書に繰り返し使われている。

[122] **「僕に脳みそがあれば……」**：この社内メモは一九九六年一一月四日付のもの。

[124] **マートルビーチの薬剤師**：筆者は、マートルビーチにあるComprehensive Careという疼痛クリニックに関する記事をニューヨーク・タイムズ紙のために執筆中、薬剤師Ron Mason（ロン・メーソン）に取材した。

[125] **「痛みと闘うパートナー」**：パーデュー社はこのプログラムを一九九五年に作った。

FIVE シニア・ナイト

[130] **「封じ込め戦略」**：メーン州の連邦検事が医師に送った警告状に手書きで書かれたRobin Hogen（ロビン・ホーゲン）のこのコメントは、二〇〇六年の検察の捜査報告書に引用されている。

[133] **対応策のリスト**：アート・ヴァン・ズィーがデヴィッド・ハドックスに手渡した一連の対応の提案は、二〇〇〇年一一月二〇日付である。

[136] **セントポールという小さな町**：David Fiellin（デヴィッド・フィレン）博士とRichard Schottenfeld（リチャード・ショッテンフェルト）博士が講演をした集会は、二〇〇〇年一一月三〇日に開催された。

[138] **別の手紙を書いていた**：アート・ヴァン・ズィーがFDAに送った手紙の日付は二〇〇〇年一二年三日。

SIX　ホットスポット

［144］**シスター・ベスが集会の口火を切り**：集会の様子は、『Powell Valley News』に掲載された記事を参照した。

［146］**『ニューヨーク・タイムズ』紙の一面に掲載された長文記事**：「オキシ祭り」についての記事が掲載されたのは二〇〇一年三月五日。書いたのはMelody Petersen（メロディ・ピーターセン）と筆者である。

［151］**新聞社の編集部とミーティングを持って自分たちの立場を釈明**：二〇〇一年半ば、パーデュー社幹部チームがニューヨーク・タイムズ紙を訪れ、オキシコンチンに関する報道の仕方に苦情を伝えた。筆者の記事と並び、二〇〇一年七月二九日にタイムズ・マガジンに掲載されたPaul Tough（ポール・タフ）の記事がパーデュー社をことさらに激怒させていたのである。面談中、ニューヨーク・タイムズ紙の編集部は、報道は公平なものだったと考えていると述べた。パーデュー社は、二〇〇三年に本書の初版が出版された際にも再び苦情を申し立てている。

［151］**「企業責任における新たな基準」**：パーデュー社幹部が『Hartford Courant』紙にそうコメントしたことを、二〇〇一年七月一九日の『American Health Line』が伝えている。

［152］**こっぴどくやられましたよ**：パーデュー社の広報担当であったロビン・ホーゲンがこの発言をしたのは、ブルドッグ・レポーターという奇妙な名前のPR会社が二〇〇二年に開催した会議でのことである。彼の講演は「自社製品が攻撃されたときの対応：オキシコンチンの逆襲」と題されていた。

［156］**同行していた銀行幹部**：この男性は、匿名を条件に取材に応じてくれた。

［157］**お見せしておきます**：Beth Davies（ベス・デーヴィス）はパーデュー社が準備した広告を一部保存していた。

SEVEN お子様の麻薬

［163］**パーデュー社のマイケル・フリードマンはさっそくナーゲルに連絡し**：Michael Friedman（マイケル・フリードマン）がLaura Nagel（ローラ・ナーゲル）に最初に送った手紙の日付は二〇〇一年三月八日。

［166］**「当社は……情報を収集しています」**：パーデュー社とナーゲルの最初の面談後にフリードマンが書いた手紙の日付は二〇〇一年四月二日。

［170］**フロリダ州当局は……オキシコンチン……による死亡者が、ヘロインやコカインによる死亡者を上回ったと発表した**：フロリダ州における薬物関連死については、二〇〇一年五月二七日にDoris Bloodworth（ドリス・ブラッドワース）が『Orlando Sentinel』紙上で報告している。

［171］**トーマス・コンスタンチン**：DEAの職員たちがThomas Constantine（トーマス・コンスタンチン）に不満であったことは、Gordon Wilkin（ゴードン・ウィルキン）が一九九五年六月五日付『U.S. News & World Report』で伝えている。

［173］**DEAは……発表した**：DEAが捜査対象をオキシコンチンに絞ると決定したことは、二〇〇一年五月一日にニューヨーク・タイムズ紙が報じている。

［174］**テレビ番組でもデヴィッド・ハドックスと論争を展開した**：Terry Woodworth（テリー・ウッドワース）とデヴィッド・ハドックスは、二〇〇一年五月三日にCBSの番組『Early Show』で討論した。

［176］**「USAトゥデイは……社説を掲載する予定です」**：Howard Udell（ハワード・ユデル）からローラ・ナーゲルへの手紙の日付は二〇〇一年六月一一日。USAトゥデイの社説は二〇〇一年六月一三日に掲載された。

［178］**ヨランソンらの論文**：David Joranson（デヴィッド・ヨランソン）らの論文がJAMAに掲載されたのは二〇〇〇年四月五日。

EIGHT パープル・ピーラー

〔191〕**権威ある『カナディアン・メディカル・アソシエーション・ジャーナル』誌**：MSコンチンの乱用に関する調査を行ったのは、ブリティッシュコロンビア大学家庭医療学部のAmin Sajan（アーミン・サジャン）博士のチームである。この論文と、Brian Goldman（ブライアン・ゴールドマン）博士によるこの論文に関する論説は、一九九八年七月二八日号のCMAJに掲載された。

〔196〕**フランク・フィッシャーが逮捕され**：カリフォルニア州の司法長官Kamara Harris（カマラ・ハリス）は、一九九九年二月にFrank Fisher（フランク・フィッシャー）の逮捕を発表した。

〔197〕**「あまりにも多くのヘロインとオキシコンチン」**：William Beatty（ウィリアム・ビーティー）の言葉を引用した記事はLinda Harris（リンダ・ハリス）の執筆によるもので、『The Weirton Daily Times』に一九九九年四月二〇日に掲載された。

〔197〕**ペンシルバニア州西部を担当するパーデュー社の販売員**：オキシコンチン乱用の増加についての警告書がペンシルバニア州カンブリア郡の医師に送られたのは一九九九年八月五日。この警告書を書いた規制当局職員Ron Portash（ロン・ポルタッシュ）は筆者に、「オキシコンチンのみに焦点を当てて製薬業界から訴えられる危険を避けるため」にオキシコンチン以外の薬物も記事に含んだと説明した。

〔198〕**レオン・V・ドゥリオン（Leon V. Dulion）**：医師James Graves（ジェームズ・グレーブス）の訴訟の審理に先駆けて、一九九九年一〇月に行われた宣誓証言。

〔200〕**彼に科せられたすべての重罪**：二〇〇四年、裁判の後、フランク・フィッシャーはすべての軽罪の嫌疑についても無罪となっている。

NINE 死者の数

［204］**マクロスキーは……激しく反論している**：Jay McCloskey（ジェイ・マクロスキー）の取材より。

［207］**一万ドル**：選挙資金の記録によれば、二〇〇二年一〇月、パーデュー社の政治活動委員会から Christopher Dodd（クリストファー・ドッド）上院議員に二度にわたる五〇〇〇ドルの寄付が行われている。

［208］**「我が社はやられっぱなしでした」**：ホーゲンの発言は、二〇〇二年にPR会社ブルドッグ・レポーターに対して行われた講演でのもの。

［209］**ルドルフ・W・ジュリアーニ**：本書の初版出版時、Rudolph W. Giuliani（ルドルフ・W・ジュリアーニ）は代理人を通して取材の要請を辞退した。

［211］**「市長と私で、DEA局長のエイサ・ハッチンソン……と会ってきたばかりだよ」**：Bernard Kerik（バーナード・ケリック）の発言は、Chris Smith（クリス・スミス）が『New York』誌二〇〇二年九月一五日号で報じたもの。

［215］**「パニックになる必要はないと思いますね」**：二〇〇二年四月一五日のニューヨーク・タイムズ紙より。

［216］**バターワースの調査**：筆者を含む数人の記者が、フロリダ州の情報開示法に基づいて、Bob Butterworth（ボブ・バターワース）が行ったパーデュー社の調査の証拠書類提示を申請した。パーデュー社は記録の公開を阻止しようとしたが裁判で敗れた。書類には、一九九六年と二〇〇二年のパーデュー社のマーケティング予算計画、元パーデュー社の営業部員 William Gergely（ウィリアム・ゲルゲイ）との質疑、Jody Collins（ジョディ・コリンズ）とパーデュー社の弁護士が交わした書簡などが含まれていた。

TEN 裁きの日

[225] **ナサニエル・ポール・カッツ**：疼痛治療とオピオイドについては、Nathaniel Pal Katz（ナサニエル・ポール・カッツ）に色々と教えてもらった。

[226] **インディアナ州在住の医師**：Stephen Baker（ステファン・ベーカー）医師の陪審員に対する証言は、二〇〇六年九月の検察の捜査報告書に記載されている。

[227] **マーク・ロス**：Mark Ross（マーク・ロス）の証言は二〇〇六年九月の検察の捜査報告書に記載されている。その中で彼は、Daniel Brookoff（ダニエル・ブルックオフ）博士による、麻薬常習者は徐放薬には興味がないとする一九九三年の論文の説明をしている。

[229] **パーデュー社が出資した研究**：非公式には「ロス・レポート」と呼ばれていたこの研究は、Sanford Roth（サンフォード・ロス）博士によって行われ、『Archives of Internal Medicine』誌二〇〇〇年六月二六日号に『Around the Clock, Controlled Release Oxycodone Use in Osteoarthritis』として掲載されたもの。

[230] **「ハワード、マイケル、ポールは……同意している」**：ロスの論文の頒布継続に関するこのEメールは二〇〇三年八月に書かれたもので、二〇〇六年の検察の捜査報告書に記載されている。

[232] **サラはお世辞にも理想的な証人とは言えなかった**：Paul Hanly（ポール・ハンリー）への取材より。

[233] **サラがユデルに送ったEメール**：Maureen Sara（モーリーン・サラ）からハワード・ユデルへのEメールは、検察の捜査報告書に引用されている。

[233] **サラの宣誓供述書**：検察の捜査報告書に引用されている。宣誓供述書は封印されており、サラがパーデュー社の弁護士から質問を受けたかどうかは不明。ポール・ハンリーによれば、サラがパーデュー社を相手取って起こした訴訟は棄却された。

〔234〕**三人を起訴することを提言**：捜査報告書の中で検察は、フリードマン、ユデル、ゴールデンハイムに対し、アメリカ合衆国に対する詐欺、および郵便詐欺、有線通信不正行為、医薬品の虚偽表示、マネー・ローンダリングを含む関連容疑といった複数の嫌疑で告訴する用意があると述べている。また、連邦議会での偽証でゴールデンハイムを告訴する準備が整っているとも書かれている。検察が提言した具体的な重罪容疑名と、捜査報告書で引用されたその書類が最初にマスコミで報道されたのは、Katherine Eba（キャサリン・エバン）がフォーチュン誌二〇一一年一一月九日号に寄稿した『Oxycontin: Purdue Pharma's Painful Medicine』という記事である。

〔236〕**八時間のプレゼンテーション**：会議に出席していた二人の弁護士がプレゼンテーションを行った。

〔236〕**弁護団が主張するだろうと予測していた**：検察の捜査報告書の中で政府側の弁護士は、パーデュー社幹部がどのような弁護を展開するかを予測している。

〔237〕**アリス・S・フィッシャー**：Alice S. Fisher（アリス・S・フィッシャー）は二〇〇八年に司法省を辞し、現在は個人で開業している。パーデュー社幹部に対する重罪容疑が却下されたのにはフィッシャーが一役買っていると報道された件について取材を申し込んだが、Eメールには返事がなかった。二〇〇六年一〇月一一日の会議に出席した二人の弁護士は、フィッシャーもそこにいたと述べている。

〔239〕**彼らに前科が付いたこと**：マイケル・フリードマン、ハワード・ユデル、ポール・ゴールデンハイムの三人は、連邦政府と取引のある一切の製薬会社で役員の職に就く資格の剥奪を覆そうとして、行政不服審査と不服申し立てを繰り返した。資格剥奪は覆されなかったが、彼らはその期間を二〇年から一二年に短縮することには成功した。二〇一〇年に行った申し立ての一つでは、Ellen Segal Huvelle（エレン・シーガル・ユベル）連邦判事に対し、彼らに下された有罪判決は彼らがパーデュー社で重要な役職に就いていたことが唯一の理由である、と主張した。「被告らは、有罪判決の基本的な要素について正しく理解していない、あるいは虚偽の説明をしているようである」とユベル判事は書いている（ハワード・ユデルは二〇一三年に七二歳で死去。彼は二〇〇九年に、コネチカット退役軍人法律センターを創設し、退役軍人らに無料の法律相談を提供した）。

［244］**それに答えてブラウンリーは**：ジョン・ブラウンリーは、二〇〇七年七月三一日、上院司法委員会で開かれた、「オキシコンチンをめぐる刑事和解の妥当性と適切性の審査」と名付けられた公聴会で証言した。彼はまたこの公聴会で、Paul McNulty（ポール・マクナルティー）の主任補佐官Michael Elston（マイケル・エルストン）からの、パーデュー社との司法取引延期を求める電話に続いて起こったことについても尋ねられた。この電話があった当時の米国司法長官だったAlberto Gonzales（アルバート・ゴンザレス）は、批評家が「政治的動機に基づいた解雇」と呼ぶやり方で連邦検事を次々と解雇していた。ブラウンリーがエルストンの要求を拒んだ八日後、ブラウンリーの名前は解雇予定者のリストに載ったが、ブラウンリーが解雇されることはなかった。

ELEVEN 偽りの王国

［247］『**エスクァイア（Esquire）**』：Christopher Glazek（クリストファー・グラゼック）の記事『オピオイド危機の陰に隠れて巨額の富を築いた一族』は、二〇一七年一〇月一六日号に掲載された。

［247］『**ニューヨーカー（The New Yorker）**』：Patric Radden Keefe（パトリック・ラデン・キーフ）の記事『疼痛の帝国を築いた一族』は、二〇一七年一〇月三〇日号に掲載された。

［248］「**嫌悪を覚えます**」：Elizabeth Sackler（エリザベス・サックラー）のこのコメントは、ニューヨーク・タイムズ紙二〇一八年一月二二日に掲載された記事中にある。

［248］**ある新聞は報じている**：この新聞はCharleston Gazette-Mail紙。記事を書いたEric Eyre（エリック・エア）記者は、二〇一七年、調査報道部門のピューリッツァー賞を受賞している。それから間もなく、この新聞社は破産申請した。

［249］**ロビイストたちは……成功した**：ワシントン・ポスト紙、二〇一七年一〇月一五日を参照のこと。

［252］『**徐放性製剤からのモルヒネ抽出**』：検察の捜査報告書によれば、リチャード・サックラーとハワード・ユ

デルに送られたこの記事は、『Cancer』誌の一九九〇年一二月一五日号に掲載された。

[253] **その研究員はメールに書いている**：検察の捜査報告書によれば、パーデュー社の研究員Gary Richie（ゲリー・リッチー）は、乱用者がMSコンチンと競合製品オラモルフからどのようにしてモルヒネを抽出しているかを検証するよう命じられた。

[253] **あるアメリカの医学雑誌**：検察の捜査報告書によれば、ポール・ゴールデンハイムの部下の一人がゴールデンハイムに『American Family Physician』という医学雑誌を送っている。

[253] **ニュージーランドの麻薬常習者**：検察の捜査報告書によれば、パーデュー社の医務部長Robert Kaiko（ロバート・カイコ）は、二〇〇七年三月、「乱用されるモルヒネ／ヘロインの入手先として最も一般的なのはMST［アメリカ国外の市場でのMSコンチンの商標］です」と書かれたEメールを、モーティマー・サックラーその他のパーデュー社幹部に送っている。

[253] **「発売後の乱用を監視するシステムとデータベースがありません」**：検察の捜査報告書によれば、ロバート・カイコ医師は、ニュージーランドにおけるMSコンチンの乱用について伝えた二〇〇七年三月のEメールにこう書いている。

[254] **「MSコンチンの乱用」と題した法的覚書**：検察の捜査報告書によれば、ユデルは、カナダにおけるオキシコンチンの乱用に関する新聞記事について説明した覚書を、一九九八年三月一九日に、モーティマー・サックラー、レイモンド・サックラー、リチャード・サックラー、Kathe（キャシー）・サックラー、Jonathan（ジョナサン）・サックラー、Samantha（サマンサ）・S・サックラー、モーティマー・D・A・サックラーに送っている。

[254] **「一日かかりきりになる仕事です」**：検察の捜査報告書によれば、チャットルームでオキシコンチン乱用が話題になっていることが書かれたMark Alfonso（マーク・アルフォンソ）のEメールは、一九九七年一〇月三日に、パーデュー社の営業担当副社長James J. Lang（ジェームズ・J・ラング）宛てに送られると同時にマイケル・フリードマンにも共有されている。

［255］**ハワード・ユデルは同僚の幹部社員に宛てたEメールの中で……警告している**：検察の捜査報告書によれば、ユデルのこの発言は、カナダにおけるパーデュー社の経営を率いていたJohn Stewart（ジョン・スチュアート）に送った法的覚書に記載されていたもの。覚書の中でユデルはスチュアートに、『Canadian Medical Association Journal』に掲載された論文を送ったことに対する礼を述べている。二〇〇七年から二〇一三年までパーデュー社の経営責任者だったスチュアートは、聞くところによれば現在は大麻業界にいる。

［255］**一九九九年八月の二週間**：オキシコンチン乱用にまつわるこれらの出来事と関連する犯罪については、検察の捜査報告書に詳述されている。

［257］**パーデュー社の地域担当マネージャーから……送られた……メモ**：検察の捜査報告書には、一九九九年一一月一八日にこのメモを営業部長のMark Radcliffe（マーク・ラドクリフ）が送ったと記されている。

［258］**「とにかくこの一件には過剰に反応したくない」**：検察の捜査報告書によれば、デヴィッド・ハドックスとマイケル・フリードマン、その他のパーデュー社幹部の間で交わされた、危機対応計画についてのハドックスの提言にまつわるEメールのやり取りは、一九九九年一一月三〇日から一二月八日にかけて交わされた。

［259］**報告書のうちの一一七本で**：検察の捜査報告書には、「闇値」「砕く」「鼻から吸入」という言葉が報告書の中で使われていたすべての州が記載されている。

［259］**「MSコンチンについて同じような知らせを……受け取ったのを覚えています」**：検察の捜査報告書によれば、MSコンチンが関連する大々的な乱用が過去にあったことを記したマーク・アルフォンソのEメールは、二〇〇〇年六月一九日にロビン・ホーゲンに送られたもので、マイケル・フリードマンとも共有されている。

［259］**「こんな会話をEメールでしてもいいのか？」**：検察の捜査報告書によれば、フリードマンは、アルフォンソのEメールをユデルに転送する際にそう書き添えている。

［260］**桁外れの利益を得ていた**：検察の捜査報告書には、MSコンチンとオキシコンチンの年間売り上げや、売り上げに準じてボーナスが支給される仕組みが記載されている。さらに検察の捜査報告書には、レイモンド・

サックラーとモーティマー・サックラーが使った企業体ネットワークの詳細がある。

［262］ **二〇〇一年三月に留守番電話に残されたメッセージ**：検察の捜査報告書によれば、ロビン・ホーゲンがこのメッセージを残したのは二〇〇一年三月一五日。

エピローグ：疼痛撲滅戦争を振り返る

［268］ **ほとんど注目されなかったある論文**：『Opioid Therapy for Chronic Pain』と題されたJane Ballantyne（ジェーン・バランタイン）医師の論文は、『The New England Journal of Medicine』二〇〇三年一一月一三日号に掲載された。

［269］ **デンマーク**：アメリカと違い、デンマークのように国家による医療保険制度がある国には、とうの昔から電子化された医療記録があり、研究者はそれを使って治療と患者転帰を追跡することができる。デンマークの疼痛治療の専門医であるPer Sjögren（ペア・シェーグレン）は、オピオイドで治療した患者とそれ以外の方法で治療した患者が回復に要した時間を比較した。

［269］ **退役軍人省**：退役軍人省は、軍関係者、中でもイラクとアフガニスタンからの帰還兵に対してオピオイドをはじめとする強力な医薬品を過剰に使用していることで厳しい批判に晒された。ただし近年は、退役軍人省の医療制度は、疼痛の代替治療法の研究とそうした手法の実践の最前線にある。

［270］ 「**本当の問題は依存ではない**」：Scott Fishman（スコット・フィッシュマン）医師の発言は、ニューヨーク・タイムズ紙によって二〇一三年に出版された拙書、『A World of Hurt』という電子書籍に登場する。

著者について　バリー・マイヤー　Barry Meier

1949年生まれ、ニューヨーク在住の作家・報道記者。元ニューヨーク・タイムズのレポーター。2017年のピューリッツァー賞:国際報道部門を受賞したタイムズのチームのメンバーであり、また、権威あるジョージ・ポーク賞の2度の受賞をはじめ受賞多数。1989年にタイムズに入社する前は、ウォール・ストリート・ジャーナルとニューヨーク・ニューズデイに勤務していた。主な著書に『Missing Man』『Spooked』など多数。

訳者について　三木直子　みき・なおこ

東京生まれ。国際基督教大学教養学部語学科卒業。訳書に『魂からの癒し　チャクラヒーリング』(徳間書店)、『ポケットの中のダイヤモンド」(ナチュラルスピリット)、『マザーツリー:森に隠された「知性」をめぐる冒険』(ダイヤモンド社)、『植物と叡智の守り人』(築地書館)、『ダルマ・ブ・ホープ』(春秋社)、『ココナッツオイル健康法』(WAVE出版)、『不安神経症・パニック障ライフ』『アクティ害が昨日より少し良くなる本』『がんについて知っておきたいもう一つの選択』『CBDのすべて』『CBDエッセンシャルガイド』(晶文社)ほか多数。医療大麻についての活動にも携わっており、現在GREEN ZONE JAPAN理事。

ペイン・キラー
アメリカ全土を中毒の渦に突き落とす、悪魔の処方薬

2023年1月25日初版

著者　バリー・マイヤー
訳者　三木直子
発行者　株式会社晶文社
〒101-0051
東京都千代田区神田神保町1-11
電話　03-3518-4940(代表)・4942(編集)
URL http://www.shobunsha.co.jp

印刷・製本　株式会社太平印刷社

ISBN978-4-7949-7349-8　Printed in Japan